实用药膳大全

主审　薛　莎
主编　李雪松　凌家艳

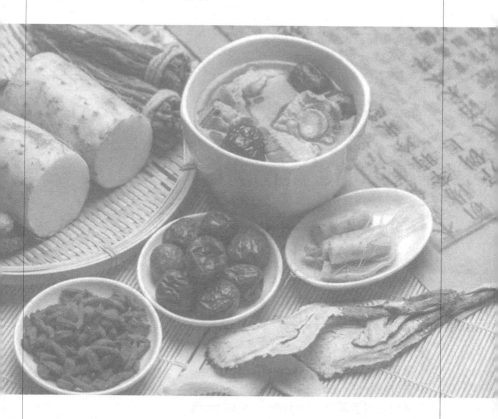

全国百佳图书出版单位
中国中医药出版社
·北　京·

图书在版编目（CIP）数据

实用药膳大全 / 李雪松，凌家艳主编 . -- 北京：
中国中医药出版社，2024.4
ISBN 978-7-5132-8690-9

Ⅰ . ①实… Ⅱ . ①李… ②凌… Ⅲ . ①药膳 Ⅳ .
① R247.1

中国国家版本馆 CIP 数据核字 (2024) 第 058301 号

中国中医药出版社出版

北京经济技术开发区科创十三街 31 号院二区 8 号楼
邮政编码　100176
传真　010-64405721
廊坊市佳艺印务有限公司印刷
各地新华书店经销

开本　880×1230　1/32　印张 10.25　字数 220 千字
2024 年 4 月第 1 版　2024 年 4 月第 1 次印刷
书号　ISBN 978 - 7 - 5132 - 8690 - 9

定价　42.00 元
网址　www.cptcm.com

服 务 热 线　010-64405510
购 书 热 线　010-89535836
维 权 打 假　010-64405753

微信服务号　zgzyycbs
微商城网址　https://kdt.im/LIdUGr
官 方 微 博　http://e.weibo.com/cptcm
天猫旗舰店网址　https://zgzyycbs.tmall.com

如有印装质量问题请与本社出版部联系（010-64405510）

《实用药膳大全》编委会

编写说明

　　药膳是膳食的一种特殊形式，是在中医理论指导下根据人体健康情况，采用我国独特的饮食烹调技术和现代科学方法进行制作，且有滋补强身、保健益寿、治疗疾病、美容减肥功效的膳食。药膳因其特有的安全性、实用性、便捷性，从古至今备受青睐，也使之成为人们养生保健、治疗疾病的重要手段及有效补充。历经千百年的发展演变，药膳在维护人民健康中的作用，日益被重视，并逐步形成一门独立学科。本书则通过对药膳的全面系统论述，为广大读者提供科学、合理的药膳指导，为广大人民群众的健康提供帮助。

　　全书由绪论、上篇、中篇、下篇四部分组成。绪论部分从药膳概述、药膳简史两方面着手，对药膳做了全面、精简的概括；上篇为药膳理论篇，从药膳的中医理论基础、基本特征、应用原则、配伍方法、使用注意等维度进行论述；中篇则对药膳制作进行了详细介绍，包括药膳原料、加工、制作工艺、保存、食用方法及注意事项几方面内容；下篇围绕药膳应用进行论述，强调药膳与临床、疾病之间的关联，系统地从药膳与体质、节气养生的关系，以及药膳慢病防治、地域特色、实用验方等方面阐述，更在附录里以表列形式对中药、食物进行分类总结。全书内容全面，论述详尽，体现了不同视角下的药膳、临床、养生等各方面内容。

　　本书为诸多编者共同努力的结果，限于学识，本书编写疏漏之处，敬请各位同人斧正。在本书付梓之际，谨对各位参编人员、主审专家薛莎教授付出的辛勤劳动及指导表示衷心的感谢！

本书编委会

2024 年 2 月

目　录

绪　论

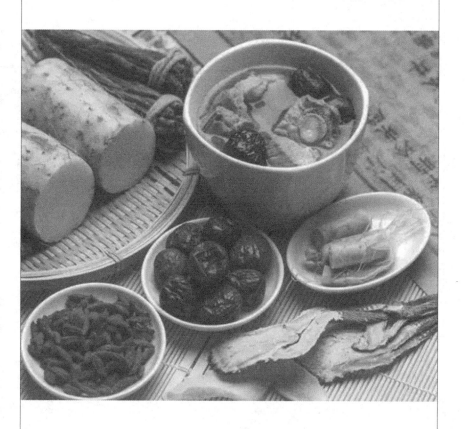

第一章　药膳概述

药膳是膳食的一种特殊形式，是在中医理论指导下，用安全、可食用、无相反作用的中药，根据人体健康情况，将不同药物与食物进行合理的组合，采用我国独特的饮食烹调技术和现代科学方法进行加工制作，使之具有一定的色、香、味、形且有滋补强身、保健益寿、治疗疾病、美容减肥功效的膳食。药膳将药物与食物融为一体，取药物之性，用食物之味，食借药力，药助食功，相得益彰。几千年来，中医学就十分重视饮食调养与健康长寿的辩证关系。中医学在长期的医疗实践中积累了宝贵的药膳食疗保健经验，形成了独特的理论体系，称作药膳学。药膳学既是中医学不可分割的组成部分，又是中国烹饪文化的重要组成部分，历史悠久，不仅为中国人民的健康长寿做出了重要贡献，而且对于促进世界卫生保健医学的发展，也具有深远意义。

药膳按其功用可以分为养身保健和祛邪治病两大类，养身保健类是由具有滋补作用的药物与食物配制而成的，用来调理人体脏腑器官的功能、补益阴阳气血的不足，以及增强体质、美容养颜和抗衰老等。祛邪治病类主要是针对患者的具体情况，在辨证的基础上，选取合适药物与食物相配制作而成，具有一定的治疗作用或辅助治疗作用。

现代药膳的发展在前人基础上进一步完善，结合现代药理学、营养学、烹饪学等理论，其运用更加符合中医理论的发展及当前人们的需求，发展更多样化。一是以中医的阴阳五行、脏腑理论、中药药性及配伍等理论为指导；二是注重中药与饮食相结合，药膳除了具有鲜明的中医特色外，还具有食品的一般特点，强调色、香、味、形，注重营养价值；三是药膳制作遵循三因制宜原则，即因地施膳、因时施膳、因人施膳。此外，现代药膳制作技术与烹饪方法更多样化。

第二章　药膳简史

一、战国及秦汉时期

古代劳动人民在与自然界做斗争的过程中，由"茹毛饮血""神农尝百草"逐渐过渡到用火来烹制食物，用草药或食物来治病。《周礼·天官·冢宰》中将医师分为食医、疾医、疡医、兽医四科。其中"食医"专司营养卫生。疾医主张用"五味、五谷、五药养其病"。疡医则主张"以酸养骨，以辛养筋，以咸养脉，以苦养气，以甘养肉，以滑养窍"等。

《黄帝内经》载有"凡欲诊病者，必问饮食居处""药以祛之，食以随之"。《灵枢·五味》首先提出饮食对于人体健康的重要意义，曰："谷始入于胃，其精微者，先出于胃之两焦，以溉五脏，别出两行，营卫之道。"《灵枢·营卫生会》说："人受气于谷，谷入于胃，以传于肺，五脏六腑皆以受气。"

《素问·五常政大论》中指出："大毒治病，十去其六；常毒治病，十去其七；小毒治病，十去其八；无毒治病，十去其九。谷肉果菜，食养尽之，无使过之伤其正也。"这里的"毒"，是指药物的偏性，即用性味偏盛的药物治病，要适可而止，适时停药，不可过分，以免正气受损，再用食物调养到邪气尽去为止。《素问·脏气法时论》云："毒药攻邪，五谷为养，五果为助，五畜为益，五菜为充，气味合而服之，以补精益气。"换句话说，就是要各种各样的食物，包括动物类、植物类，互相配合，取长补短，从而发挥饮食对人体的积极作用，最终达到治愈疾病，保障身体健康的目的。

《神农本草经》是我国最早的一部药物学专著，共收载药物 365 种，其中药用食物 50 种左右，如酸枣、橘柚、大枣、干姜等。其将药物分为上、中、下三品，其中"上药一百二十种为君，主养命，以应天，无毒，多服久服不伤人，欲轻身益气，不老延年者，本上经"，如人参、地黄、石斛、茯苓、薏苡仁、大枣等，这些药物多为药食两用，是后世药膳中的主要原料。

东汉时期医圣张仲景的《伤寒论》中有用甘麦大枣汤治疗脏躁证、当归生姜羊肉汤治疗产后腹痛、桔梗汤治疗少阴病咽痛等记载。

而将"药"字与"膳"字连起来使用，形成药膳这个词，则最早见于《后汉书·列女传》，其中有"母亲调药膳思情笃密"这样的字句。

二、魏晋南北朝时期

东晋葛洪的《肘后备急方》中记载了不少食疗方剂。如"治卒上气咳嗽方"，用梨来治疗咳嗽："梨一颗去核，内酥蜜面裹，烧令熟""捣梨汁一升，酥一两，蜜一两，地黄汁一升，缓火煎"。有蜜水送炙鳖甲散下乳，小豆与白鸡炖汁、青雄鸭煮汁治疗水肿病，小豆饭或小豆汁治疗腹水等。还有苦参酒、桃仁酒、海藻酒等18种药酒，有的用于治疗疾病，有的用于强身壮骨，对后世影响很大。除此之外，北魏崔浩《食经》、梁代刘休《食方》等著述对中国药膳理论的发展起到了承前启后的作用。南北朝时期，陶弘景著有《本草经集注》，是中国药物学发展史上的第二个里程碑，记载大量的药用食物，诸如蟹、鱼、猪、麦、枣、豆、海藻、昆布、苦瓜、葱、姜等日常食物及较罕见的食物达百余种，并对食物禁忌和食品卫生进行了较深入的描述。

三、隋唐时期

隋代虞世南《北堂书钞》卷142～148为酒食部，记述有关饮食事宜。还有《淮南王食经》《初学记》《（马琬）食经》《帝王养生要方》《神仙服食经》等记载药膳的古籍。

唐代名医孙思邈在《黄帝内经》《黄帝食禁》等基础上，结合自身所学，在其所著《备急千金要方》中撰有"食治"篇，是我国现存最早的食疗专篇，至此，食疗已开始成为专门学科，其中共收载药用食物164种，分为果实、菜蔬、谷米、鸟兽四大门类。书中将以食充饥与食养、食疗、药治做了区分。其云"安身之本，必资于食"，"夫为医者，当须先洞晓病源，知其所犯，以食治之；食疗不已，然后命药"，主张医生治病，需洞晓病因病机，先用食物治疗，食疗不愈的情况下再用药物治疗，因"食能排邪而安脏腑，悦神爽志，以资血气"。用膳食治疗，即可祛邪又不伤正，认为"若能用食平疴，释情遣疾者，可谓良工"。并指出膳食需随时节调整，且不可偏嗜。曰："春七十二日，省酸增甘以养脾气……冬七十二日，省咸增苦以养心气。""五味不欲偏多，故酸多则伤脾，苦多则伤肺……甘多则伤肾。"书中载有药膳食疗方117首，如猪肚补虚羸乏气力方，补肝散治目失明漠漠方等。

唐代孟诜所编撰的《食疗本草》（原名《补养方》，后经张鼎补充后更名为《食疗本草》），是世界上现存最早的食疗著作，也是我国第一部集食物、中药为一体的食疗学专著。书中既有"食性"与"食宜"的描述，又有"食忌"与"食方"的记载，建立了完整的食疗药膳体系。孟诜师从孙思邈，孙氏在《备急千金要方》中列有"食治"篇，孟诜受其影响很大。然而该书与《备急千金要方》"食治"篇比较有许多新的见解，全书记载可供药用食物 227 种，包含传统本草学的矿物、植物和动物的内容，其中不少品种为唐初本草书中所未录。如新增米谷类中的绿豆、白豆、荞麦等，新增菜类中的蕹菜（空心菜）、菠菠菜（菠菜）、白苣（莴苣）、胡荽（香菜）、莙荙菜等，新增药用部位食疗作用的有莲子、瓠子、榆荚、通草等。《食疗本草》确立了三因制宜的基本原则，即因时、因地、因人制宜。重视采集与炮制的时间选择，如：甘菊，"其叶正月采，可作羹。茎，五月五日采。花，九月九日采"；覆盆子，"五月麦田中得者良。采其子于烈日中晒之，若天雨即烂，不堪收也"。重视地域差异，如：昆布，"海岛之人爱食，为无好菜，只食此物。服久，病亦不生。遂传说其功于北人，北人食之，病皆生，是水土不宜尔"。重视不同的人有不同的体质，尤其是对孕妇和儿童这两类特殊人群，如：梨，性寒，"金疮及孕妇不可食，大忌"；而藕，虽然也性寒，但产妇就可以食用，这是因为"凡产后诸忌，生冷物不食。惟藕不同生类也。为能散血之故"。重视饮食宜忌，如：冬瓜，"患冷人勿食之，令人益瘦"；鲤鱼，"腹中有宿瘕不可食，害人……又，天行病后不可食"。此外，书中还记载了较多以动物脏器作为食疗药膳的内容，如牛"头、蹄：下热风……肝：治痢……肚：主消渴，风眩，补五脏……肾：主补肾。髓：安五脏，平三焦，温中"。《食疗本草》以日常生活中食用的米谷、菜蔬、瓜果、动物为主要药用来源，阐述其药理作用、食用方法、炮制过程、治疗效果、服食禁忌、烹饪加工及储存方法，该书的理论和实用价值对整个中国食疗史的发展产生了深远的影响。它的问世，标志着中国传统食疗学的形成。

此外，王焘所著《外台秘要》中也不乏食疗药膳的方剂，如：用杏仁煎疗咳喘久嗽，方中有杏仁、椒、蜜、糖、姜汁、猪肾等；用干姜和杂面做烧饼；姜汁调蜜治寒痢；用小豆汁治卒下血；等等。书中关于食物禁忌叙述尤其详细，对大多数病症的治疗都列出明确的禁忌，包括忌食生冷、油腻、荤腥、酒等。唐代咎殷《食医心镜》记载药膳食疗方211首。南唐陈仕良将《神农本草经》《新修本草》《本草拾遗》等书中有关饮食的药物整理分类，把食疗药膳与四时饮食联系起来，附以己见，著《食性本草》十卷。该书对药膳做了较为系统的总结，为药膳的发展做出了很大的贡献。遗憾的是该书已失传。

四、宋元时期

北宋医官王怀隐等编撰《太平圣惠方》专设"食治门"，全书共100卷，其中96、97卷为食治篇，分29门，载方320首。该书食治涉及内外妇儿各科疾病，按照疾病门类对食治进行学科化细分。其中收载食疗方大都用料简单，便于就地取材，且药膳以粥、羹、饼、茶等剂型出现。据统计，所用食物排名较前的主要有粳米、生姜、葱白、豆豉、蜂蜜、小麦、鸡蛋等，肉类则是以羊肉居多。《圣济总录》中载有食治方285个，膳食类型又增加了散、饮、汁、煎、面等。陈直撰《养老奉亲书》，全书集方231首，药膳方达162首，并指出"缘老人之性，皆厌于药，而喜于食"。

元代太医忽思慧著的《饮膳正要》收录常用食物203种，并介绍每种食物的性味、有毒无毒及效用，介绍药膳方158首，首次从营养学角度分析饮食对预防疾病的重要性，是我国现存最早的营养学专著。该书强调加强饮食卫生、营养调摄以预防疾病，强调："夫安乐之道，在乎保养……故善养性者，先饥而食，食勿令饱，先渴而饮，饮勿令过，食欲数而少，不欲顿而多。"该书还介绍了多种日常饮食的制作及食疗药谱。《饮膳正要》是中医药膳学发展史上的一个里程碑，它标志着中医药膳学的成熟和高度发展水平，基本上反映了当时中医药膳学总的水平。

五、明清时期

明清时期，药膳得到进一步发展，进入更加完善的阶段，出现了大批专著，如《本草纲目》《饮馔服食笺》《随息居饮食谱》等，逐渐形成了药膳学。《本草纲目》为食疗提供了丰富的材料，仅谷、菜、果3部就收有300多种，并专门列有饮食禁忌、服药后饮食禁忌等。书中对药粥进行了详细的描述，载药粥52种，并按功效将其分为消烦止渴、止泻止呕、消利水肿、补益肝肾、调理脾胃等类别。如：酒煮熟乌鸡治风虚，治疗劳倦用赤小豆、豆制品等十多种食物，诸米粥治脾胃症，治痢痛用羊脂同阿胶煮粥等。朱橚的《救荒本草》将可食用的野菜列入药膳的范畴，使药膳的应用更加民众化、广泛化。

清代曹廷栋所著《老老恒言》尤其注意老年人的药膳防病养生，对老年人的食粥论述，提出"粥能益人，老年尤宜"，指出粥可分三品，上品粥"气味轻清，香美适口"，中品"稍逊"，下品"重浊"，并提出"老年有竟日食粥，不计顿，饥即食，亦能体强健，享大寿"，书中上品粥36种，中品粥27种，下品粥37种。上品粥类有莲米粥、芡实粥、枸杞叶粥等；中品粥类有茯苓粥、赤小豆粥、龙眼肉粥等；下品粥类有养肝粥、鲤鱼粥等，为后世老年人常用养身食疗粥品。《古今医统大全》列有菜、汤、酒、醋、酱油、鲜果、酥饼、蜜饯等多种药膳食品；《易牙遗意》中收载韭饼、薄荷饼、糖杨梅、荆芥糖、茴香汤、梅苏汤等多种药膳。

清代医家对药膳非常重视，强调食疗与节食对人生命的重要性。清代王孟英的《随息居饮食谱》中主张饮食有节，注重辨别体质，讲究食物宜忌，说明辨证论治在食疗药膳方面已得到应用。此阶段的食疗学还有一个突出特点，就是重视素食。这些思想不仅使食疗学、营养学思想得到深化，也大大推进了养生学的发展，中医药膳学逐渐成熟。

六、中华人民共和国成立后

中华人民共和国成立以后，特别是改革开放以来，中医药膳学也随着中医药事业的不断发展而进入了新时期。随着中国经济的迅猛发展，人民生活水平的逐步提高，用以强身健体的食疗方法更加显示出其特有的优势。其发展特点更具有多样化。第一，总结应用前人的经验而不泥于古，以中医药理论为指导来配制用膳，如遵循中药药性的归经理论，强调"酸入肝、苦入心、甘入脾、辛入肺、咸入肾"；提倡辨证用药，因人施膳，因时施膳。第二，注重中药与饮食相结合，药膳除了具有鲜明的中医特色外，还具有食品的一般特点，强调色、香、味、形，注重营养价值。第三，现代药膳在烹制方法上也有其特点，除了一般的食品烹制方法外，还要根据中药炮制理论来进行原料的处理。

近数十年来，有关药膳、食疗的专著相继出版。各种药膳学会、协会相继成立。药膳大专班、药膳中专班、药膳培训中心已经创立，培养了许多药膳专业人才。各种药膳研讨会相继举行。

一些发达国家已经开始研究它并相继成立了专门的组织或部门。中医药膳学与西方现代营养学相比较，有着食、养、医三者结合的功能，加之与中国烹饪工艺结合，具有色、香、味、形、效的特色，所以得到国外的重视。中国药膳研究会与美国、日本、韩国、德国等进行食疗药膳方面的讲学和交流，中国食疗药膳向国际化发展已是不可避免的历史趋势。

　　从 20 世纪 80 年代初只有经济发达的地区有少数的药膳餐厅，到今天我国各地区已较为普及药膳餐厅；从改革开放初几乎没有院校开设药膳研究，到今天各地高校大多开设了这方面的教学研究，都充分说明了人们对于药膳养生的重视。人们对食物和健康的认识正在不断地发生着变化，药膳也将越来越显示出巨大的生命力。

上篇
药膳理论

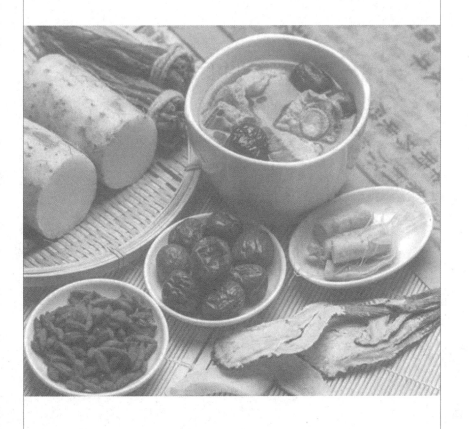

第一章　药膳的中医学理论基础

第一节　中医学对药膳的认识

药膳起源于我国传统的饮食和中医食疗文化。药膳是在中医学的理论指导下，以食物为主体，搭配具有一定药用价值的药物，精心烹调而成，取食物之味，用药物之性，食借药力而疗病，药助食效以强身，两者相辅相成，相得益彰，既能保证营养价值，又可防病治病、保健强身、延年益寿。中医学有"药食同源"之说，《备急千金要方·食治》有载："食能排邪而安脏腑，悦神爽志以资血气。若能用食平病，释情遣疾者，可谓良工。"劝诫历代医家在治疗疾病时，除了重视药物的服用外，更应注重饮食的调养。

药膳以中医学为基础，涉及方剂、中药、营养学、烹饪学等各个方面。

中医学中的整体观念、辨证论治思想奠定了中医药膳学的理论基础，与此同时，中医理论中的阴阳五行学说及藏象学说的形成，进一步促进了中医药膳学的发展，并在此基础上产生了四时进补、辨证施膳、以脏补脏、以形补形及三因制宜等思想；加上古代食医的出现，中医药膳学正式融入中医学。古往今来，历代医家不断丰富中医药膳学的理论，书写了一部部药膳食疗专著，最终使得中医药膳学形成完整的体系，并全面发展。此外，我国丰富的中药资源也为药膳的发展提供了坚实的物质基础，据不完全统计，可供作药膳食品的中药达500多种。

中医药膳学理论的特点如下。

1. 药膳作用广泛，防治结合，以防为主

在未病之时，固护正气，防止疾病的发生，体现了中医的治未病思想；而在已病后，更应该注重饮食的调护，增强机体的抗邪能力，防止疾病进一步发展或加重，体现了中医既病防变的思想。

2. 辨证施用

辨证论治是中医学理论的精髓，医者通过四诊（望诊、闻诊、问诊、切诊）收集资料、症状和体征，经过分析、综合，判断为某种性质的证。论治，又称"施治"，即根据辨证的结果，确定相应的治疗方法。而这一理论同样适用于药膳食疗。除了需要辨患者的寒热虚实以外，还需要辨药膳的寒热温凉，根据虚则补之，实则泻之，寒者热之，热者寒之的原则辨证施用。

3. 三因制宜

三因制宜即因时、因地、因人制宜。我国地域辽阔，地貌复杂，气候多样，在应用药膳时应多方评估，灵活应用。因时制宜，须顺应四时变化，节令不同，常见病、多发病的类型不一，同时时令食材也不一样。因地制宜，我国东西南北跨度大，居民饮食差异显著，受此影响，所产生的疾病也不同。因人制宜，即根据不同的体质，结合患者的年龄、体形、性别等选用相应的膳食。

4. 五味调和，调整阴阳

中药有四气五味之说，根据药食同源理论，食物同样具有寒热温凉四气、酸苦甘辛咸五味。正因为食物有偏性，才能针对不同的疾病调整人体阴阳气血，协调脏腑功能，扶正祛邪。具体而言，辛味如葱、姜、蒜、薄荷之类具有行气行血作用；甘味如蜂蜜、饴糖、大枣之类可和中缓急，兼有补益之效；酸

味如山楂、乌梅之类具有收敛固摄之功；苦味如苦瓜、杏仁可泄热、燥湿；咸味如海带、海藻能软坚散结。五味调和，就是既要重视药物的偏性，又要在生活中应用时兼顾整体，不能偏嗜，此外，还需要掌握药食物的配伍宜忌，使药效得到充分的发挥。

在生活中，药膳作用广泛，适宜多种人群，例如亚健康状态、疾病康复后调养、慢性虚弱性疾病人群等。同时，药膳的制作比较简单方便，物美价廉。这样既能轻松享受美味佳肴又能达到养生保健和防病治病的目的。另外，药膳的作用也比较安全，因药膳所选之品大多为味甘性平之类，虽有偏性，但偏性不甚，且无明显毒性，患者在使用时更容易接受，适宜长期食用。

第二节　阴阳五行学说与药膳

一、阴阳学说

阴阳学说是研究阴阳的内涵及其运动变化的规律，并用以阐述宇宙间万物的发生、发展和变化的一种哲学理论。《素问·阴阳应象大论》载："阴阳者，天地之道也，万物之纲纪，变化之父母，生杀之本始，神明之府也。"阴阳学说源远流长，起于《易经》，成熟于《黄帝内经》，是我国古代劳动人民智慧的体现。此学说虽古而不朽，虽古而归真，是人类文化的早熟品之一。阴阳学说蕴含生命哲学观、阴阳运动观、阴阳象数观、阴阳信息观等理论，博大精深，解之不尽，用之不竭，指导历代医家创造出更多的辉煌。

阴阳学说的基本内容主要包括以下几个方面。

1. 阴阳对立制约

阴阳对立制约即属性相反的阴阳双方在一个统一体中相互斗争、相互制约和相互排斥。

2. 阴阳互根互用

阴阳互根互用是指一切事物或现象中相互对立着的阴阳两个方面，具有相互依存、互为根本的关系。

3. 阴阳交感与互藏

阴阳交感与互藏即阴阳二气在运动中相互感应而交合，发生作用。

4. 阴阳消长

阴阳消长是指阴阳双方不是一成不变的，而是在不断增长、消减变化之中。

5. 阴阳转化

阴阳转化即事物的总体属性在一定条件下可以向其相反的方向转化。

6. 阴阳自和与平衡

阴阳自和与平衡是指阴阳双方自动维持和自动恢复其协调平衡的状态和趋势。

在指导疾病的防治中，阴阳学说除了可以用于确定治疗原则以外，还能指导养生，并分析和归纳药物的性能。注重养生是保持身体健康的重要手段，而养生最重要的原则就是"法于阴阳"，顺应自然界阴阳变化的规律，调整人体的阴阳，使人体和自然界达到协调统一。《素问·四气调神大论》有云："夫四时阴阳者，万物之根本也，所以圣人春夏养阳，秋冬养阴，以从其根，故与万物沉浮于生长之门。逆其根，则伐其本，坏其真矣。"其中"春夏养阳，秋冬养阴"这一原则直接指导了药膳的应用，如对"能夏不能冬"者，夏用温热之药预培其阳；对"能冬不能夏"者，冬用凉润之品预养其阴。阴阳学说确定的治疗原则同样也适用于药膳，总的来说就是调整阴阳，补其不足，泻其有余，恢复阴阳的相对平衡。此外，药膳在实际应用时，还需熟练把握所选药物的性能。中药有四气五味之说，而阴阳学说对药物的四气五味有了直接的概括，如《素问·阴阳应象大论》载："辛甘发散为阳，酸苦涌泄为阴。"进一步指导了中医药膳学的辨证选药。

二、五行学说

五行学说是研究木、火、土、金、水五行的概念、特性、生克制化乘侮规律，并用之阐述宇宙万物的发生、发展、变化及相互关系的一种古代哲学思想。五行学说认为宇宙中的一切物质都可以用木、火、土、金、水五种基本物质组成，自然界各种事物和现象的发生和发展变化，都是缘于这五种物质不断运动和相互作用的结果。

"五"即木、火、土、金、水五种物质，"行"是指这五种物质的运动变化。经过人们不断的实践探索和总结，五行逐渐由抽象的描述发展成为理性的概念，正如《尚书·洪范》记载："水曰润下，火曰炎上，木曰曲直，金曰从革，土爰稼穑。""水曰润下"是指凡是具有滋润、下行、寒凉等性质的事物或现象均属于水；"火曰炎上"是指凡是具有温热、上升、光明等性质的事物或现象均属于火；"木曰曲直"是指凡是具有生长、升发、条达、舒畅等性质的事物或现象均属于木；"金曰从革"是指凡是具有沉降、肃杀、收敛等性质的事物或现象均属于金；"土爰稼穑"是指凡是具有生化、承载、受纳等性质的事物或现象均属于土。

在中医药膳学中，五行学说指导着"四季五补"用膳原则。一年分为"春、夏、长夏、秋、冬"五季，以五脏对应五行：春，五脏属肝，五行配木；夏，五脏属心，五行配火；长夏，五脏属脾，五行配土；秋，五脏属肺，五行配金；冬，五脏属肾，五行配水。因而对药膳施膳的指导具体体现在春需要升补，宜补肝；夏需要清补，宜补心；长夏需要淡补，宜补脾；秋需要平补，宜补肺；冬需要滋补，宜补肾。由此可见，季节不同，药膳施膳的方法不同。

第三节　藏象学说与药膳

藏象学说是研究藏象的概念内涵，各脏腑的形态结构、生理功能、病理变化及其与精气血津液之间的相互关系，以及脏腑之间，脏腑与形体官窍及自然社会环境之间的相互关系的学说。藏象学说所特有的关于人体生理病理的系统理论，是中医学理论体系的核心部分，对养生及疾病的防治起着重要的指导作用。

藏象学说以五脏为中心，着重强调了以五脏为中心的机体本身的整体性，以及五脏与自然环境的统一性两个方面。藏象学说认为人体是一个复杂的综合体，人体各部分之间，结构上不可分割，功能上相互为用，病理上相互影响。五脏代表机体的五个生理系统，人体所有的组织、器官均可以归属于这五个体系之中，如肝系统包括肝、胆、筋、目、爪，心系统包括心、小肠、舌、脉、面等。上述五个体系之间并不是相互孤立的，而是通过经脉的络属和气血的贯通流注相互联系。五脏之间作用协调，维持人体正常的生理活动。此外，五脏的生理活动与人的精神情志也密切相关，人体的精神活动离不开五脏化生的精气的充养。因此，当情志过激时又能损伤五脏的精气。

藏象学说的另一个方面强调了人体五脏与自然环境的统一性。人在自然环境中生存，必然会受到自然环境的制约和影响，而对于自然环境所产生的影响，机体也必然会做出相应的反应。藏象学说应用五行理论将自然界的五时、五方、五气、五味与人体五脏相对应，以此将自然界与人体构成一个相互联系的统一体。故有"应春温之气以养肝，应夏热之气以养心，应长夏之气以养脾，应秋凉之气以养肺，应冬藏之气以养肾"的调养原则，春季用药应有利于肝气的疏泄，长夏季节用药应有利于脾胃之运化，冬季用药应有利于肾精的封藏。随着四时气候变化的不同，五脏之气也有虚实强弱的区别，因此在选用药物时顺应四时，遵循"用热远热""用温远温""用寒远寒""用凉远凉"的原则，在冬日慎用寒凉之品，天热时慎用温热之品。就五方而言，东方属木，通于肝气，西方属金，通于肺气；地域不同，气候、饮食、水土、生活习惯等具有很大差异，因而造成人体脏腑强弱不等，如南方气候潮湿，其人腠理疏松，北方气候干燥，其人腠理紧实，因此，在辨证施膳时应充分考虑地域因素，灵活变通。就五味而言，五味对五脏又各有亲和性，具体表现为"酸入肝、辛入肺、苦入心、咸入肾、甘入脾，是谓五入"。根据"五入"的原则，在选择药膳时应注意饮食宜忌，注意搭配。

第四节　养生学说与药膳

养生，又称摄生，寓意保养、调护生命。养生学说是一门研究养生原则和养生方法的学说。而药膳是通过将药物与食物结合，达到防病治病目的的一种防治疾病的方法和措施。实践经验表明，建立在中医养生哲学基础上的科学膳食习惯不仅能实现饮食的均衡搭配，而且也能达到抗老延衰、延年益寿的目的。

养生学说对药膳的理论影响主要体现在以下几个方面。

1. 未病先防的思想

《黄帝内经》非常重视养生，提出了许多养生理论，其中"不治已病，治未病"的理论，意在劝诫人们在日常生活中要重视养生，从小开始，强身健体，以防病于未然。

2. 天人合一的整体观

养生学说认为"上知天文，下知地理，中知人事，可以长久"，明确人的本质具有社会性和自然性两个方面，因此，自然环境和社会心理因素均会对人体的生理、病理产生重要的影响。在药膳调养时，要重视自然和社会心理因素的作用。

3. 阴阳平衡观

中医学认为"阴平阳秘，精神乃治"，当人体阴阳处于相对平衡的状态时，则精力充沛，身体健康，不受病邪侵袭。反之，当一方偏盛或偏衰时，人体正常的生理功能则受此影响，最终导致疾病的产生。药膳调养的目的也在于平衡人体的阴阳，使正气存内，邪不可干。

4.辨证养生观

中医养生强调三因制宜，即因时、因地、因人制宜。根据不同的节令、地域、个人体质、年龄、性别、体格等制订相应的方案，才能取得理想的疗效。

以上述理论为基础，在应用药膳时遵循阴阳平衡，协调五脏，灵活三因制宜，辨证施膳才能达到治病防病等养生功效。

第五节　体质学说与药膳

体质的形成取决于两个方面，首先是禀受于父母，其次，体质受后天因素的影响，最终形成比较稳定的身心特征，囊括形态结构、生理功能、病理变化及心理反应等各个方面。体质具体体现在机体的发育情况、新陈代谢的能力、各器官功能是否协调、身心状态，以及机体对外界自然环境和社会环境的适应能力等方面。随着年龄的增长及外在因素的变化，体质会有强弱衰旺的不同，但一般不易发生本质变化，具有相对稳定性。体质不仅决定发病与否，还影响疾病的性质、传变、转归和预后。对体质进行深入研究，可以较好地指导临床诊疗，综合辨证。此外，将体质与中医药膳学相结合，在明确个体体质差异的基础上应用药膳，则能扬长避短，趋利避害，达到防病养生的效果。

体质学说强调人体的先、后天因素的相互作用，具有特异性、多样性、可变性和后天可调性，是因人制宜及辨证论治的理论基础。它强调人与自然、社会等外界环境的统一，人体的外在形体与内在精、气、神的统一，即坚持形神一体观，是中医整体观念的重要体现。

体质学说对中医药膳学的影响主要体现在因体质施膳。即根据不同的体质类型选择不同的药膳。目前常见的主要是九分法，将体质大致分为平和质、阳虚质，阴虚质、气虚质、痰湿质、湿热质、血瘀质、气郁质和特禀质。

平和质是指精力充沛、健康乐观的一类人。阳虚质：平素易出现怕冷、手脚畏寒、腹泻、腰膝冷痛等，这类人宜选用热性食物，如葱、姜、蒜、花椒、牛羊肉等温阳散寒。阴虚质：平素易出现咽干口燥、便秘、手足心热等，这类人宜选用莲子、百合、蜂蜜、玉竹等养阴润燥。气虚质：以气短、神疲、声低、易感冒为主要表现，宜选用黄芪、党参、炒白术、山药等补气健脾，强身健体。痰湿质：体现在形体肥胖、痰多、身体沉重感等方面，宜选用川贝母、薏苡仁、扁豆、苍术等除湿化痰之品。湿热质：以面垢、口苦口臭、大便黏腻、舌苔黄腻为主要表现，宜选用莲子、薏苡仁、豆腐、绿豆等清热利湿之品。血瘀质：面色晦暗，口唇颜色偏暗，皮肤易出现瘀斑瘀点，这类人宜选用山楂、当归、益母草、田七等活血化瘀之品。气郁质：以情绪低落、多愁善感、胆怯易惊等表现为主，宜选用陈皮、郁金、佛手、萝卜等行气之品。特禀质即敏感体质，可选用乌梅、黄芪、炒白术、当归等益气固表，增强体质。

对特殊人群，如女性在经期、产后，主要以气血亏虚为主，宜多进食西红柿、乌鸡、羊肉、鸡肉、猪蹄、红枣、花生米等补益精血；老年人可适当选用补益脾肾之品，如韭菜、山药、核桃、人参、西洋参、枸杞子、何首乌等。

第二章　药膳的基本特征

第一节 药膳的特点

药膳是以中医基础理论为核心指导理论，强调整体观念、辨证论治、药食同源、药食性味功能的统一；重视药与食的宜忌，保护脾胃之气，以增进药食的吸收和利用，为机体提供比较全面的营养，是中医饮食保健的一大特色。它"寓医于食"，既将药物作为食物，又将食物赋以药用，药借食力，食助药威，两者相辅相成，相得益彰；既具有较高的营养价值，又可防病治病、保健强身、延年益寿。具体特点如下。

一、具有性味

药膳中食与药的选择，是以中药学基础理论为依据，即食与药的四气、五味、归经、升降浮沉等。这是根据药物对人体产生的不同作用所提出的理论。四气与五味，是中医临床用药一贯遵循的基本原则，同样适用于药膳的制方与配餐。如在治疗咳嗽的药膳方中，经常用山药、粟米、粳米、薏苡仁、茯苓、杏仁、梨、蜂蜜、百合等。由于它们的性、味相同或相近；在药性上多属温或凉，无大寒大热之异；在药味上多为甘或微苦，无涌泄或敛邪之弊，且均归于脾、肺、肾三脏，因此才具有较好的疗效。

五味，是指酸、苦、甘、辛、咸。辛味具有宣、散、行气血的作用，如对气血阻滞、肾燥等病，可选用葱白粥、姜糖饮、萝卜饮等药膳。甘味起到补益、和中、缓急的作用，如对脾胃气虚、胃阳不足等病，可选用红枣粥、糯米红糖粥等药膳。酸味具有收敛、固涩的作用，遇有气虚、阳虚不摄而致的多汗症，以及泄泻不止、尿频、遗精等病，可选用五味饮、乌梅粥等药膳。苦味具有泄、燥、坚的作用，遇有热证、湿证、气逆等病，可选用凉拌苦瓜、苦瓜粥等药膳。咸味具有软坚、散结、泻下等作用，遇有热结、痰核等病，可选用猪肾粥、黄芪蒸乳鸽等药膳。

任何一种药食，都有各自的性和味，而且在作用上是相互联系的，只有在性和味的作用相互结合时，才能体现药膳的特点。

二、辨证施膳

辨证论治是中医学的特点，辨证论治的思想也同样适合于食疗的立法与辨证施膳。依据中医基础理论，在临床上对每一个病都应做到"组药有方，方必依法，定法有理，理必有据"，在食物的选择上亦是如此，必须运用辨证的方法和论治原则，在辨证的基础上，采取相应的治疗方法，选药组方或选食配膳，才能取得预期的效果。比如，对于脾胃虚弱的患者，应该运用健脾益气的药膳，如参枣米饭、山药汤圆、茯苓包子、益脾饼、大枣粥等。

此外，辨证施膳的同时，还需要考虑季节的不同，人们服用的药膳也不同。中医药膳学有四季五补之说，春天气候温和，万物生长向上，五脏属肝，应以肝主疏泄为主，需要补肝，称为升补，适宜食用首乌肝片、妙香蛇片等药膳；夏季气候炎热，人体喜凉，五脏属心，需要清补，适宜食用西瓜盅、荷叶凤脯等药膳；秋季气候凉爽，五脏属肺，需要平补，适宜食用菊花肉片、参麦团鱼、玉竹心子等药膳；冬季气候寒冷，阳气深藏，五脏属肾，寒邪易伤肾阳，需要滋补，适宜食用归芪鸡、龙马童子鸡等药膳。

除四季对人体的影响外，还有地理、环境、生活习惯的不同，都不同程度地影响着人们的生理、病理，因而必须辨证施膳。

三、善养脾胃

中医学认为脾胃是人体脏腑中的重要器官，为机体提供必要的营养，故有"胃纳脾运"之说，两者具有不可分割的协同作用；只有"胃纳"正常，才能为脾的运化提供物质基础。调护脾胃可在膳食中加用具有消导、温中、理气、芳香化浊作用的药物。另外，合理的膳食剂型及良好的色、香、味，不仅使患者乐于接受和增进食欲，同样也起到调护脾胃功能作用。调养脾胃的药膳不胜枚举，如参枣米饭，有治疗元气大虚，养血安神之功效。茯苓包子中的茯苓是健脾除湿的要药。山药面、怀药泥、白茯苓粥、大枣粥等，都是健脾益气的药膳，常服使人健康益寿。

四、防治兼宜

药膳食品是以中药材为原料，与食物调料，采用传统制作方法，结合现代的食品生产工艺加工而成。它既不同于一般食品，又不同于药品。它形是食品，性是药品。它是取药物之性，用食物之味，共同配伍，相辅相成，起到食借药力，药助食功的协同作用，具备药物治疗与食物营养的双重效应。药膳既可治病，又可强身防病，这是有别于药物治疗的特点之一。药膳虽然是平和之品，但其防治疾病和健身养生的效果却是比较显著的。药膳食品的剂型有菜肴、饮料、糕点、罐头等，它不同于膏、丹、丸、散，但发挥其所长，在防治疾病上，与其他剂型可收异曲同工之效。

第二节　药膳的分类

一、按药膳作用分类

1. 保健强身类

此类药膳具有保健强身的功效，主要是供无器质性疾病，但体质偏弱的人食用。常用的保健强身类药膳有人参汤圆、十全大补汤、健脾抄手、豆蔻馒头、茯苓包子等。

2. 治疗疾病类

此类药膳主要是针对患者的具体疾病，采用相应的药膳进行治疗，尤其对慢性病患者最为适宜。有的人把这类病患者称为"药罐罐"，因其长期服药、打针疗效不佳，苦不堪言。如果他们常年食用药膳，既可收到明显疗效，又可免受服药之苦。这类药膳经过炮制烹调，成为美味佳肴，不仅可以充饥，同时可以治病。如糖尿病、冠心病、神经衰弱、高血压病、水肿、结石、妇科病、慢性支气管炎等，都可以用药膳来治疗。治疗疾病类药膳按其功效又可分为以下几类。

（1）解表药膳

解表药膳是用辛散药物与食物组成的药膳，如荆芥粥、紫苏叶茶等。其有发汗、解肌透邪的作用，使病邪外出，以解除表证。适用于感冒和外感病的初期。

（2）泻下药膳

泻下药膳是用泻下药物与食物组成的药膳，如桑白皮茶、郁李仁粥、桃仁炖墨鱼等。其具有通便消积、逐水活血的作用。适用于热结便秘、宿食停积、水饮留聚及血瘀等里证。

（3）清热药膳

清热药膳是用寒凉药物与食物组成的药膳，如生鱼葛菜汤、竹叶茶、橄榄粥等。其具有清热解毒、止渴生津的作用。适用于热性病证。

（4）祛寒药膳

祛寒药膳是用辛温或辛热药物与食物组成的药膳，如茴香炖雀肉、当归生姜羊肉汤、补骨脂胡桃膏等。其具有振奋阳气、温散寒邪的作用。适用于各种虚寒病证。

（5）祛湿药膳

祛湿药膳是用温燥、芳香或温通的药物与食物组成的药膳，如茯苓饼、藿香茶、愈风酒、五加皮酒等。其具有燥湿化浊、清热利湿、温阳化水的作用。适用于风湿和湿热所致的各种病证。

（6）补益药膳

补益药膳是用甘温或甘凉的药物与食物组成的药膳，如补益海参、仙人粥、人参大枣茶、九仙薯蓣糕、大豆汁等。其具有滋补强壮的作用。适用于虚弱证和平时健身防病。

（7）理气药膳

理气药膳是用辛温通达药物与食物组成的药膳，如蔷薇根茶、玫瑰膏、玄胡（延胡索）酒等。其具有行气、理气、止痛的作用。适用于脘腹气滞所致的各种痛证。

（8）活血药膳

活血药膳是用辛甘温入血分的药物与食物组成的药膳，如红花炖牛肉、益母草膏、山楂膏、丹参酒等。其具有养血理血、活血化瘀的作用。适用于月经不调、跌打损伤、血虚证、血瘀证等。

（9）祛痰止咳药膳

祛痰止咳药膳是用辛开苦降或甘润的药物与食物组成的药膳，如竹沥茶、参味猪肺汤、杏仁粥、梨酥蜜、地煎膏等。其具有止咳祛痰、润肺平喘的作用。适用于痰喘咳嗽的病证。

（10）消导化积药膳

消导化积药膳是用芳香酸化药物与食物组成的药膳，如花椒火腿汤、槟榔粥等。其具有开胃健脾、消积化滞的作用。适用于消化不良、脾胃虚弱证。

（11）安神药膳

安神药膳是用甘凉油润的药物与食物组成的药膳，如炙羊心、酸枣仁粥、龙眼肉粥、五味子膏、百合面等。其具有养心安神、养血镇静的作用。适用于心血不足、心阴亏损引起的心悸失眠等。

（12）息风药膳

息风药膳是用镇肝潜阳的药物与食物组成的药膳，如荠菜羹、夏枯草茶、平肝清热茶等。其具有息风镇静、平肝潜阳的作用。适用于肝阳上亢、肝风内动及血虚所致的眩晕等。

3. 抗老益寿类

此类药膳主要适宜于年老体弱的人食用。中西医结合研究认为，人体五脏虚损，特别是肾气虚、免疫功能降低，是导致衰老的主要原因。针对这一情况，年老体弱的人食用补五脏扶肾气、提高免疫功能的药膳，可达到抗衰老和延年益寿的目的。常用的抗老益寿类药膳有地黄蒸乌鸡、枸杞羊脊骨方、枸杞子粥、黄芪粥、龟鹿二仙胶、琼脂膏、芝麻枣膏、神仙枸杞子酒、红颜酒、地仙煎、长寿粉等。当然，人体衰老与疾病有关，因为衰老会引起疾病，而疾病又能加速衰老。因此，以上的保健强身类药膳和治疗疾病类药膳，都有抗衰老和延年益寿的作用。

二、按药膳制作方法分类

由于药膳的制作方法不同，就形成了不同的剂型，可分为膏滋、药茶、药酒、药粥、药菜肴、药面点等。

1. 膏滋

膏滋又称膏方，是指按照中医处方，将中药再三煎熬，去渣，煎出汁液，然后再用微火浓缩，加入蔗糖、饴糖、冰糖、蜂蜜、阿胶等熬透，制成稠厚半流体状的内服剂。

膏滋由补益、强身、活血等药物配制而成，滋补疗疾作用强，不仅对患病的身体有辅助治疗作用，而且对健康人能增强体质，保持精力充沛，减少疾病的发生。由于膏滋服用方便，特别适宜于年老体弱的人补益之用，也可作为如肿瘤、胃病、肝病、贫血、哮喘、心血管病、关节痛等患者的辅助治疗。

2. 药茶

将有药效作用的食物，或配合中药直接加工，进行冲泡饮用的剂型称作药茶。药茶制作十分简单，将所用的各种物品加工成薄片或粉末，用洁净的纱布包裹，放入杯内或热水瓶中，冲入沸水，加盖密封 10 ~ 20 分钟即可饮用；也可加水煎汁，连煎数次，一并灌入暖瓶中代茶频服。由于药茶没有煎药、熬药之累，制作简单，服用方便，既可治疗某些急性疾病，如感冒、胃气不舒、咽喉疼痛、肠道疾病等，也可以作为慢性疾病的辅助治疗，并且有减肥、健美、益寿等保健作用，所以特别适合一般家庭选择应用。

3. 药酒

药酒是由酒、中药配制而成，具有强身壮体、延年益寿、治病防病的作用。由于酒行药势，通行血脉，走窜经络，所以特别适合关节疼痛、腰腿疼痛、风湿痹痛、肢体麻木拘挛、脑卒中、半身不遂等患者选择服用。中老年人每日喝少量益气活血的药酒，有助于防治某些心脑血管疾病。

4. 药粥

药粥的主要成分是糯米与粳米，具有很好的健脾养胃作用，并且粥在肠道内通过缓慢，能使药物的有效成分被充分吸收。对于老年人齿落食欲减退，幼儿缺乳、消化功能不全，病后调养或有发热、吐泻等患者来说，药粥十分适宜，既能促进消化吸收，补充每日所需的能量、水分，又能减轻胃肠负担，有利于疾病痊愈和胃肠功能的恢复。

5. 药菜肴

药菜肴是药物与食物巧妙结合，通过烹调加工，制作出既具有食品作用，又具有药品疗效的美味佳肴。它既能治病强身，又能营养裹腹，特别能满足人们"厌于药，喜于食"的天性，并且采购方便，制作容易，比较符合人们的用膳习惯，一般家庭都能根据自己的要求选择制作。

6. 药面点

米粉或白面与保健药物、食物配伍制成的面条、糕饼、馄饨等，称作药面点。这类药膳质软黏滑，易于消化，而且可以制成多种形状，不仅具有一般面点所具备的营养，还有确定的保健功能，深受儿童、老年人的喜爱。

第三章　药膳的应用原则

药膳是在中医药理论指导下，利用食材本身或在食材中加入特定的中药，使之具有调整脏腑阴阳气血生理功能的功效，同时具有色、香、味、性特点的饮食。食材、药材和调味料是组成药膳的三大原料，食材是构成药膳的主体，药材是药膳发挥作用的灵魂。药膳是一种有效且易于被人们接受的养生方式，具有扶正祛邪、健体强身、美容养颜等功效。

药膳与药物不同，药物重在治病，见效快；药膳多用以养身防病，见效慢。药膳虽有治病作用，但药膳不能代替药物治疗，要正确对待药膳与药物的关系。《黄帝内经》强调"五谷为养，五果为助，五畜为益，五菜为充，气味合而服之，以补精益气"这一药膳原则。因此，药膳的使用要有针对性，针对不同的疾病和疾病的不同阶段，采用不同的药膳配料，施用必须遵循一定的原则。

1. 辨证施膳

中医学的最大特点是整体观念、辨证论治。药膳的使用，也必须遵循这些原则。药膳在治病、保健等方面，均需以中医理论作为指导，根据不同人的体质、病症情况的差异，对药膳的具体施用也应有所区别，这就叫辨证施膳。如《金匮要略》所言："所食之味，有与病相宜，有与身为害，若得宜则益体，害则成疾。"所以在临床应用中，必须强调辨证施膳。

由于人体是一个有机整体，即脏腑、经络、气血、津液、骨髓、筋脉、肌肉、皮毛等共同组成统一的形体，任何局部，或气血，或脏腑，或经络，或某窍之间产生病变，都会在整体上出现反应，表现出阴阳、表里、寒热、虚实等不同证候。所以使用药膳前必须辨证，而后结合药物的四气、五味、归经、有毒无毒等，按照君、臣、佐、使的配伍原则来施膳。如食物中姜、葱、蒜、羊、犬、牛肉属温性，而小米、绿豆、白菜、西瓜、鳖、龟属寒性。寒证应予以热性饮食，忌食生冷咸寒；外感风寒证可选食适量的生姜、葱、蒜等辛散之品；热盛伤津证，可选西瓜、梨、绿豆等寒凉滋阴之品。正如《黄帝内经》所言"寒者热之，热者寒之"。热性病宜用寒凉性药膳，忌辛热之品；寒性病宜用温热性药膳，忌咸寒之品。肝病忌辛，肺病忌苦，心肾病忌咸，脾胃病忌甘酸，如用之不当，则起不到应有效果，甚至产生副作用。另外，脾胃虚弱、消化不良者，忌油腻食物；疮疡、肿毒、过敏性皮肤病患者，忌鱼、虾、蟹、酒、猪头、葱、韭菜等易动风、助火、生痰的食品，以免加重病情。虚弱者宜补益，虚热者清补，阳虚者温补，阴虚者滋阴。血虚者多选用补血的食物，如大枣、花生；阴虚者多使用枸杞子、百合、麦冬等。同为咳嗽，风寒咳嗽用葱白粥，肺阴虚燥热咳嗽用百合银杏粥，而风热咳嗽则用贝母桑叶梨汁。所以只有因证施膳，才能达到防病治病、强身益寿、美容美体之目的。

另外，脾胃为"仓廪之官，五味出焉"。胃主受纳，脾主运化，经过脾胃的运化吸收消散，脏腑四肢百骸得以濡养，故脾胃为后天之本。在辨证施膳调理过程中，必须时时固护脾胃之气，甚至要待脾胃之气恢复后，再随症治之。

2. 因人施膳

由于人的体质、年龄、性别、生活习惯不尽相同，在组方施膳时就有区别。从体质而言，阳虚体质宜温补，可食当归生姜羊肉汤、鹿角粥等；阴虚体质宜滋补，可食银耳羹、麦冬粥等；气虚体质宜补气，可食人参粥、黄芪蒸鸡等；血虚体质宜补血，可食红杞田七鸡、鸡血藤鸡蛋汤等。胖人多痰湿，宜清淡化痰，肥甘滋腻当忌；瘦人多阴亏津少，应滋阴生津，辛温燥热之品不宜。从年龄而言，小儿生理上有"脾不足，肝有余""阴不足，阳有余"的特点，生机旺盛，但脏腑娇嫩，气血未充，脾常不足，应以调养后天为主，常用八仙糕等，不宜太寒或太热。中年期是一个由盛而衰的转折点，脏腑功能逐渐由强而弱，又肩负生活、工作两副重担，自恃身体好而忽视必要的保养，容易出现记忆力下降、性功能减退、气血不足，久而久之出现脏腑功能失调，产生疾病。《景岳全书》指出"人于中年左右，当大为修理一番，则再振根基，尚余强半"。可选用补肾、健脾、疏肝等功效的食物，可达到健肤美容、抗疲劳、增智、抗早衰、活血养血、补肾强身的作用，也可防治早衰。老年人血衰气少，生理功能减退，多为肝肾不足虚证，宜平补，多用十全大补汤、复元汤等组方配膳，不宜温燥。老年人、儿童、久病体虚患者，牙齿脱落、松动，口腔分泌唾液减少，阴虚津少，食物宜湿润松软，不宜干硬，也不宜黏腻，湿润松软食物将有利于咀嚼和吞咽；脾肾阳虚，温煦运化功能减退，食物应切细煮软，宜熟透温热，药膳形式以汤为主，加工方式以炖、煮、蒸为主，少用油煎炸等烹调方法。从性别而言，妇女有经期、怀孕、产后等情况，常用八珍汤、四物汤等组方配膳，此期不宜寒凉之品。

3. 因时施膳

一年中存在春温、夏热、暑湿、秋燥、冬寒的特点，所以要根据不同的季节选用不同的药膳。《本草纲目·五味宜忌》提倡"春夏养阳，秋冬养阴，以从其根"。

春季气候温暖，万物生发，五行属木，主气为风。因风为阳邪，其性开泄，易袭阳位，又风性善行而数变，为百病之长，其致病范围广泛，可有夹寒、夹热、夹湿之不同。常出现感冒、咳嗽、麻疹、百日咳等疾病，该季节常选用一些能祛风解表、宣肺止咳的药膳，如杞叶猪肝汤、胆汁大蒜液、桑叶薄竹饮、薄荷糖、双花饮、芦根猪肺汤、猪肺杏卜汤等。

夏季气候炎热，万物蒸发，五行属火，主气为暑，其性炎热，易耗气伤津，故常伤及气分。常见暑厥、疮疡、热病、自汗等病证，其中尤以暑厥最为严重，预防重于治疗。平时加强药膳调养，注重饮食，定能防患于未然，使身体的水液代谢平衡。常选用金银花、菊花、淡竹叶、绿豆、石膏、生地黄等。

秋季气候干燥，万物萧条，五行属金，主气为燥，燥邪为盛，因其性干涩，伤阴耗液，且易袭肺位，常见咳嗽、血证、便秘等。常选用一些滋阴润燥的药膳，如川贝冰糖梨、川贝雪梨、芡实莲藕羹等，常用雪梨、银耳、冰糖、蜂蜜、猪肺、川贝母、芡实、天冬、杏仁、百合等。

冬季气候寒冷，万物收藏，五行属水，主气为寒。寒性凝滞而收引，易伤阳气，常出现感冒、咳嗽、哮喘、呕吐、泄泻、痹证等。保暖防寒显得尤为重要，适当的体育锻炼和药膳调养也必不可少。常用荆芥、苏叶、防风、生姜、杏仁、辛夷、猪肺、羊肉、狗肉等。

总之，要"和于阴阳，调于四时"，即春宜升补，夏宜清补，长夏宜淡补，秋宜平补，冬宜温补，使机体适应自然界的变化，方能"形与神俱，而尽终其天年，度百岁乃去"。

4. 因地施膳

不同的气候条件、生活习惯，使人体的生理活动和病理变化亦有不同。在药膳选料时，应当注意因地而异。潮湿的地方，饮食多温燥辛辣；寒冷地域，饮食多热而滋腻。北方寒冷干燥，可选用温补和滋润类的药膳；南方炎热多雨，以湿热为主，则宜选用清热利湿类药膳。如果同是温里回阳药膳，在西北严寒地区药量宜重，而在东南温热地区药量宜轻。另外，西北地高多燥、气候寒凉，康复期患者应选用温润之药膳；东南地卑多湿、气候温和，宜进食甘淡之药膳。此外，地区不同，口味亦有较大差异，如南甜北咸、东辣西酸等，在配制药膳时应尽可能予以兼顾。

总之，药膳历史悠久，内容丰富，形为食品，性是药品，取药物之性，用食物之味，共同配伍，相辅相成，收到药物治疗与食物营养的双重效应。但毕竟是药，组药有方，方从法立，而法从证出。因此，药膳必须遵循中医学理论，辨证施膳与因人、因时、因地配膳相互结合，灵活运用，才能充分发挥药膳强身、防疾、治病的目的。

第四章　药膳的配伍方法

"药膳"顾名思义，是药食同用的一种特殊方法，由天然食材及药材组成，可用于疾病的康复治疗、养生保健等领域，不仅为疾病的药物治疗提供了有效补充，同时也为广大人民群众的养生保健保驾护航。药膳配伍，遵循古法，如有"整体观念""辨证施膳""随证配料""四气五味""君臣佐使"以及制作技术等，这些法则源于中医学，同样对中医药膳学有指导意义。

一、药膳配伍方法的基本原则

膳食与药物有着相同的总则，就是利于健康，具体情况须根据病情随症加减，否则，不仅于病无益，反而会加重病情，只有选用合适的饮食才会有益于身体健康，反之则不利于身体健康，反而导致疾病。如《金匮要略》云："凡饮食滋味，以养于身，食之有妨，反能为害。""所食之味，有与病相宜，有与身为害。若得宜，则益体，害则成疾。"

二、药膳配伍的具体方法及理论

（一）五行理论指导下的食材配伍方法

五行学说是中医学基本学说之一，以"金、木、水、火、土"概括世间万物的特性，五行理论指导下的食材配伍方法在《黄帝内经》中就有记载，该书是我国现存的第一部学术界公认的中医学理论专著，其中涉及的药食理论奠定了药膳配伍的基础，书中还将食物的性味归属对应的五行，又按照五行对应五脏，说明了食物、五行、五脏、气血、人体的特性及配伍关系，由此从中医理论上解释了食物在人体气血阴阳中发挥的作用，并说明了食物也具备养生及治疗疾病的效果。例如《灵枢·五味》中记载："五味各走其所喜，谷味酸，先走肝；谷味苦，先走心；谷味甘，先走脾；谷味辛，先走肺；谷味咸，先走肾。"《素问·脏气法时论》曰："肝色青，宜食甘。粳米、牛肉、枣、葵皆甘。心色赤，宜食酸。小豆、犬肉、李、韭皆酸。肺色白，宜食苦。麦、羊肉、杏、薤皆苦。脾色黄，宜食咸。大豆、豕肉、栗、藿皆咸。肾色黑，宜食辛。黄黍、鸡肉、桃、葱皆辛。辛散、酸收、甘缓、苦坚、咸软。"均指出五脏各有偏性，不同食物对脏腑影响不同。

由此可见，中医五行五脏理论是膳食的基础理论，五行属性、生克关系、五脏特性均是膳食配伍的基本原则。

（二）季节理论与食材的配伍

中医理论中，四季配五行，春为木，夏为火，长夏为土，秋为金，冬为水，各个季节均有各自的五行特性。如春木旺肝气盛，肝气不足的人应该进食较多的酸性食物，例如山楂、酸枣仁等，而肝气过旺的人则应该减少进食酸性食物，多食甘性食物，例如山药、大枣等。因此，在膳食配伍过程中应充分考虑四季、节气等的影响，并将季节、气候等作为膳食配伍的参考之一。

（三）体质学说与食材的配伍

不同体质的人群可选择进食不同类别的食物，这属于中医整体观、辨证论治中的因人而异等范畴，如阴虚体质的人，或者肝气亢盛的人，宜食用滋阴潜阳之品，例如海参、燕窝、枸杞、百合等；中焦虚寒者可食用辛味的生姜、胡椒等，以发散祛寒；湿热较重者，可选择苦味的苦瓜，甘味的绿豆、菊花等，以清热燥湿；脾胃虚弱者，用甘味的大米、饴糖、黄芪等，健脾益气，最为合适；肾气不足者，用枸杞、桑椹、羊肉、龟甲胶等，具有较好的补益肾气之功。毫无疑问，体质与食材关系相当密切，并且互为影响，合适的体质配合合适的膳食，能起到强身健体、延年益寿的作用。

三、影响药膳配伍的其他因素

（一）食材类型及功效

《素问·脏气法时论》云："五谷为养，五果为助，五畜为益，五菜为充，气味合而服之，以补精益气。"其中五谷为麦、黍、稷、麻、菽，五果为李、杏、枣、桃、栗，五畜有牛、犬、羊、猪、鸡，五菜则指韭、薤、葵、葱、藿，这里清楚指出不同类型的食物具有不同的作用，平素饮食可以五谷为主，五果、五菜、五畜等均需要均衡搭配，正所谓气味合而服之，以补精益气，这里所描述的五谷、五果、五畜、五菜等，可理解为具有相同特征食材的一种归纳，在物质极其丰富的今天，可灵活延伸，不可拘泥。

（二）烹饪方法

医圣张仲景善借粥之功发挥药效，意在顾护脾胃、增强药效以达治愈疾病的目的。如黄疸病治疗，"膀胱急，少腹满，身尽黄……其腹胀如水状，大便必黑，时溏，此女劳之病"，该处表明女劳疸转为黑疸兼有瘀血湿热的证，治则以燥湿除瘀为主，方剂选用硝石矾石散，后续"以大麦粥汁和服"，这里所用大麦粥有益气补中、实五脏、厚肠胃的作用，同时可防石药伤胃。

另外，百合病中，"百合病一月不解，变成渴者"，用百合方洗身，"洗已，食煮饼，勿用盐豉也"。后《金匮要略论注》云："小麦能和肝阴之客热，而养心液，且有消烦利溲止汗之功。"寥寥数字，膳食、烹饪禁忌却清晰可见，煮饼是用小麦粉制成，且用不加"盐豉"的饼，可益气生津，津液得生，协助除热止渴。

四、药膳配伍举隅

（一）草药与食材搭配

《黄帝内经》：墨鱼骨丸，治血枯病（血虚证），方中只有草药茜草一味，其余墨鱼、麻雀卵、鲍鱼均为动物性食物，且其味鲜美。

（二）药食配伍的治疗作用

1. 卧不安

载于《黄帝内经》中的半夏秫米汤治疗"胃不和则卧不安"，半夏是和胃止呕的中药，秫米则是补脾益胃、具有营养价值的食物，两者搭配熬制成的羹汤，味正可口，疗效明显。

2. 产后腹痛

《金匮要略·妇人产后病脉证治》云："产后腹中疠痛，当归生姜羊肉汤主之，并治腹中寒疝，虚劳不足。"此条虽论述产后血虚里寒腹痛的诊治，却蕴含着药膳的深意，方中生姜温中散寒、羊肉温补肾阳，均为常用食材，当归养血止痛，为药食两用的常用之品，三物相合，养血补虚、温中散寒，后世早已将该方从治疗血虚里寒腹痛的常用方，上升到养血温阳补虚的常用膳食的高度上了，羊肉、生姜加当归的烹饪搭配亦然成为现代餐桌的常见品。

3. 妇人脏躁

《金匮要略·妇人杂病脉证并治》曰："妇人脏躁，喜悲伤欲哭，象如神灵所作，数欠伸，甘麦大枣汤主之。"又有《金匮要略论注》中云："小麦能和肝阴之客热，而养心液，且有消烦利溲止汗之功。"承袭《黄帝内经》"心病者，宜食麦"。综合可见，临床上该方可广泛运用于更年期综合征、失眠汗出等精神神志方面的疾患，就膳食而言，其方中小麦味甘，调心阴、安神志，甘草、大枣健脾养血、养心安神、和中缓急，均为饮食常用品，谷果药搭配，或煲粥，或煎汤，或制茶，作为一种针对情绪不稳、汗出异常的膳食使用，疗效甚好。

4. 狐惑病

《金匮要略·百合狐惑阴阳毒病证治》云："若能食者，脓已成也，赤小豆当归散主之。"《金匮要略》中"能食"，多指患者原不欲食，却由病情转化，而见能食、思食的表现，本条阐述"脓已成"，指病势集中于局部，对脾胃功能影响反而变轻，故患者能食，用赤小豆当归散清热解毒排脓，这里提出随疾病转变而调整用药的方法，而赤小豆清热解毒排脓，当归养血生新，除在百合狐惑阴阳毒病中作为治疗方剂外，更是一款适合清热解毒养血的较好药膳。

五、药膳配伍的现代观点

现代营养学以西医学理论为指导，是微观科学，同时以实验室研究为基础，碳水化合物、蛋白质、脂肪、微量元素、维生素、水、食物纤维为人体所需七大食物营养物质，现代营养学以平衡膳食为核心，注重不同群体营养素的供给，强调营养素对人体健康和疾病治疗的作用，并结合现代临床提出各种膳食配伍原则。

（一）心脑血管疾病

如冠心病、高血压、高脂血症等疾病，应热量适宜，碳水化合物、优质蛋白质、维生素、纤维素和矿物质等物质均衡，低脂肪、低胆固醇、低盐，适当补充钙、铁的摄入，以清淡少油腻、易消化吸收；粗细粮搭配、荤素搭配；调整膳食花样，增强食欲；烹调方法多用蒸、煮、炖、焓、拌，少用煎、炸、烧、烤、熏、腌的原则制定药膳食谱。

（二）代谢性疾病

糖尿病是一种由于体内胰岛素的绝对或相对分泌不足，以糖代谢紊乱为主的全身慢性进行性疾病，以多饮、多食、多尿和体重减轻等"三多一少"为典型临床表现。其首要膳食原则即低糖饮食，应减少油炸及烧烤类食物摄取、适量摄入粗粮、多摄取高纤维蔬菜、不宜吃碳水化合物高的食物、戒酒。肾病患者，临床多见蛋白尿、低蛋白血症、水肿等，具有病程长、病情迁延、易反复等特点，饮食对该类疾病影响明显，总体原则宜摄入优质蛋白质、限制摄入水钠。

总之，膳食的配伍是膳食理论中尤为重要的一环，要做到科学合理的膳食配伍，需要包括医学、营养学、烹饪学等在内的多学科支持，而因人、因时、因地而异的整体原则具有中医特色，精心的膳食搭配能为广大民众的身体健康保驾护航。

第五章　药膳的使用注意

药膳不是普通食物，应用药膳一定要在中医药理论指导下使用，从而做到药借食味，食助药性，相辅相成，变"良药苦口"为"良药可口"，否则就会适得其反，对人体产生不良影响。

第一节　配伍禁忌

元代《饮食须知》指出："饮食藉以养生，而不知物性有相宜相忌，纵然杂进，轻则五内不和，重则立兴祸患。"这也说明了药膳也有配伍禁忌必须要掌握。

一、中药配伍禁忌

药膳的主要原料之一是中药。目前可应用的 5000 多种常用中药中，有 500 余种可作为药膳原料，最常入膳的中药有 70 多种，如冬虫夏草、人参、当归、天麻、杜仲、枸杞子等。这些药物在与食物配伍、炮制和应用时都需要遵循中医药理论，所以中药配伍中的禁忌也是必须要遵循的。其中最为经典的中药搭配禁忌就是我们常说的"十八反"和"十九畏"了。"十八反歌"源自张子和《儒门事亲》，书中言："本草明言十八反，半蒌贝蔹及攻乌。藻戟遂芫俱战草，诸参辛芍叛藜芦。"即甘草反甘遂、大戟、海藻、芫花；乌头反贝母、瓜蒌、半夏、白蔹、白及；藜芦反人参、沙参、丹参、玄参、细辛、芍药。"十九畏歌"源自刘纯《医经小学》，书中道："硫黄原是火中精，朴硝一见便相争。水银莫与砒霜见，狼毒最怕密陀僧。巴豆性烈最为上，偏与牵牛不顺情。丁香莫与郁金见，牙硝难合京三棱。川乌草乌不顺犀，人参最怕五灵脂。官桂善能调冷气，若逢石脂便相欺。大凡修合看顺逆，炮燡炙煿莫相依。"即硫黄畏朴硝，水银畏砒霜，狼毒畏密陀僧，巴豆畏牵牛，丁香畏郁金，川乌、草乌畏犀角，牙硝畏三棱，官桂畏石脂，人参畏五灵脂。药膳中药物的作用不是简单叠加，而是有着非常复杂的相互作用关系，切不可以一加一等于二的心态来随意添加。

二、食物配伍禁忌

《饮膳正要》中说："盖食不欲杂，杂则或有所犯，知者分而避之。"说明有些食物是不能同时食用的。一旦搭配不合理，可能会出现以下情况。

1. 减弱药效，影响药膳食用

如豆浆与鸡蛋不宜同食，鸡蛋中的黏蛋白和豆浆中的胰蛋白酶相结合，产生不被人体吸收的物质而大大降低了人体对营养的吸收；胡萝卜与白萝卜不宜同食，胡萝卜含有抗坏血酸解酵素，会破坏白萝卜中的维生素 C，使两种萝卜的营养价值都大为降低。

2. 产生毒邪，导致不良反应

如马肉不可与苍耳、姜同食；猪肉不可与牛肉、芫荽同食；羊肝不可与椒、猪肉同食；兔肉不可与姜同食；牛肉不可与栗子同食；羊肚不可与小豆、梅子同食；羊肉不可与鱼脍、酪同食；马奶子不可与鱼脍同食；鹿肉不可与鲍鱼、虾同食；麋肉脂不可与梅、李同食；牛肝不可与鲇鱼同食；牛肠不可与犬肉同食；鸡肉不可与鱼汁、兔肉同食；鹌鹑肉不可与猪肉同食；鹌鹑肉不可与菌子同食；野鸡不可与荞面、核桃、蘑菇、鲫鱼、猪肝、鲇鱼同食；野鸡蛋不可与葱同食；雀肉不可与李同食；鸡蛋不可与龟肉、生葱、蒜、李子同食；鸭肉不可与龟肉同食；鲤鱼不可与犬肉同食；鲫鱼不可与糖同食；黄鱼不可与荞面同食；虾不可与猪肉同食；虾不可与糖、鸡肉同食；黍米不可与葵菜同食；杨梅不可与生葱同食；柿、梨不可与蟹同食；枣不可与蜜同食；李子、菱角不可与蜜同食；葵菜不可与糖同食；生葱不可与蜜同食；莴苣不可与酪同食；竹笋不可与糖同食；苋菜不可与龟肉同食；韭不可与酒同食；苦苣不可与蜜同食；芥末不可与兔肉同食等。古人认为长期食用这样配伍的药膳，会使人气滞、生风、生疮、发病等。虽然现代研究尚不明确，但安全是药膳的第一准则，所以我们还是应当注意的。

三、药食配伍禁忌

选择药膳时除了要考虑到药物之间的关系，还需注意所搭配的药物和食物是否合理，必须排除药食相反的组合。下面就列举一些来源于古人经验的药食配伍禁忌，即有白术勿食桃、李、雀肉、芫荽、蒜、青鱼等物；有藜芦勿食腥肉；有巴豆勿食芦笋、野猪肉；有黄连、桔梗勿食猪肉；有半夏、菖蒲勿食饴糖、羊肉；有细辛勿食生菜；有甘草勿食菘菜、海藻；有牡丹勿食生芫荽；有商陆勿食犬肉；有常山勿食生葱、生菜；有空青、朱砂勿食血（凡服药通忌血）；有茯苓勿食醋；有鳖甲勿食苋菜；有天冬勿食鲤鱼肉等；猪肉反乌梅、桔梗、黄连、百合、苍术；猪血忌地黄、何首乌；猪心忌吴茱萸；羊肉反半夏、菖蒲，忌铜、丹砂；狗肉反商陆，忌杏仁；鲤鱼忌朱砂、甘草；萝卜忌地黄、首乌；醋忌土茯苓；茶忌土茯苓、威灵仙等。

第二节　使用禁忌

俗话说："吃药不忌口，坏了大夫手。"因此，患病期间食用药膳也有一定的禁忌，以避免食用一些可以诱发疾病发作或延长病程的食物。

一、体质禁忌

体质禁忌即某种体质的人忌某类食物。如体质虚弱者宜补充不足，忌用发散、泻下之品；体质壮实者不宜过用温补；而偏阳虚者宜服温补药膳，忌食咸寒食品；偏阴虚者宜服滋阴药膳，忌用辛热食物。凡属湿热内盛之人，当忌食饴糖、猪肉、酪酥、米酒等助湿生热之饮食。

二、病证禁忌

病证禁忌即某种病忌某类食物。如对五脏疾病而言，肝病忌辛味；肺病忌苦味；心、肾病忌咸味；脾、胃病忌甘酸；水肿忌盐、油煎、生冷等食物；骨病忌酸甘；胆病忌油腻；寒病忌瓜果；疮疖忌葱、韭菜、大蒜、鱼、虾、蟹及辛辣刺激性食物；治消化不良等肠胃疾患忌食生冷、黏腻等不易消化食物；咳嗽有痰忌食鱼、蟹食物；肝阳上亢、肝风内动、癫痫、过敏患者忌食"发物"（即鱼、虾、蟹、猪头、酒、葱、韭等易动风、助火、生痰的食品）；头晕、失眠忌胡椒、辣椒、茶等。热性病忌用辛热之品；寒性病忌用寒凉食物。凡证见阴虚内热、痰火内盛、津液耗伤的患者，忌食姜、椒、羊肉之温燥发热饮食；凡外感未除或喉疾、目疾、疮疡、痧痘之后，当忌食芥、蒜、蟹、鸡蛋等动风之品；凡中寒脾虚、大病、产后之人，西瓜、李子、田螺、蟹、蚌等寒凉饮食当忌之；凡各种失血、痔疮、孕妇等人忌食慈菇、胡椒等动血饮食。

三、特殊人群禁忌

高血压、冠心病及严重心、肝、肾脏疾病引起的水肿，在配制药膳时应少放盐，宜清淡。对体质肥胖，患有动脉粥样硬化性疾病的患者，宜食低脂肪（尤其是动物脂肪）的药膳。糖尿病患者慎用或不用以淀粉类或糖类烹调的药膳。

四、药后禁忌

药后禁忌即服药后应忌食某些食物。元代饮膳太医忽思慧说："但服药，不可多食生芫荽及蒜，杂生菜，诸滑物、肥猪肉、犬肉、油腻物、鱼脍腥膻等物。"如服发汗药忌食醋和生冷食物；服补药忌食用茶叶、萝卜。

五、妊娠禁忌

有些药物具有损害胎元以致堕胎的副作用，所以应该作为妊娠禁忌的药物。根据药物对于胎元损害程度的不同，一般可分为禁用与慎用两类。禁用的大多是毒性较强，或药性猛烈的药物，如巴豆、牵牛、大戟、斑蝥、商陆、麝香、三棱、莪术、水蛭、虻虫等；慎用的包括通经祛瘀、行气破滞，以及辛热等药物，如桃仁、红花、大黄、枳实、附子、干姜、肉桂等。凡禁用的药物，绝对不能食用；慎用的药物，则可根据孕妇患病的情况，酌情食用。

药膳虽然好吃，但食用时还需要注意其相关的使用禁忌。由于药膳属于中医用药范畴，因此药膳的组方中暗藏有药物与食物的四气五味，一定要在中医药理论与传统经验的双重指导下进行搭配食用。只有这样，美味诱人又有安全保障的药膳才会呈现出来。

中篇
药膳制作

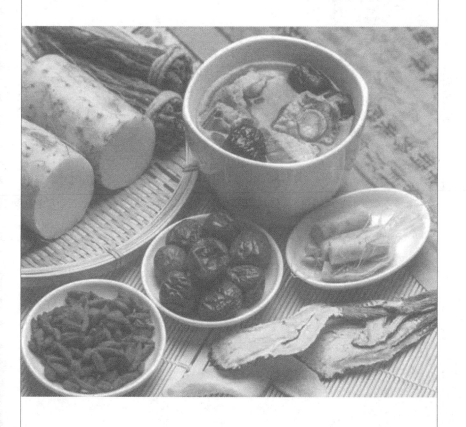

第一章　药膳原料

第一节　药物类原料

药物类原料包括植物的根和根茎、果实和种子、茎叶、全草、花、皮以及动物、矿物等。我国中药资源十分丰富，但从中医药膳学的角度出发，并非所有的中药均可用于药膳，这是由于药膳除了要具有一定的养生和食疗作用外，还应考虑药膳的食用性和安全性。严格地讲，药物类原料是指那些口感适合食用，易于被人们接受，同时具有无明显毒副作用、无严格剂量要求的药食两用的中药材为主。药物类原料毕竟是药物，与食物相比，大多具有明显的寒、热、温、凉之性，个别药物还有"小毒"，故在炮制方法、配伍宜忌、用法用量、烹调加工等方面均具有严格的要求。药物类原料按其主要功效大致可分为解表药、清热药、润下药、祛风湿药、化湿药、利水渗湿药、温里药、理气药、消食药、止血药、活血化瘀药、化痰药、止咳平喘药、安神药、平肝息风药、补虚药、收涩药、驱虫药等。

一、解表药

凡以发散表邪为主要功效，常用以治疗表证的药物，称解表药。解表药大多辛散轻扬，归肺、膀胱经。适用于恶寒发热、头身疼痛、无汗或汗出不畅等较轻的外感表证。

根据药性及功效主治差异，解表药可分为发散风寒药及发散风热药两类。

本类原料使用时要注意以下几点。

1. 表虚自汗、阴虚盗汗及疮疡日久、淋证、失血患者应慎用。

2. 入汤不宜久煮，以免有效成分挥发而降低药效。

二、清热药

凡以清解里热为主要功效，用以治疗里热证的药物，称为清热药。清热药性寒凉，主治温热病高热烦渴，肺、胃、心、肝等脏腑火热证，温毒发斑，血热出血，痈疮肿毒等里热证。

根据疾病的证型及药性特点，清热药可分为清热泻火药、清热解毒药、清热凉血药等。

本类原料药性大多寒凉，易伤脾胃，故脾胃虚弱、食少便溏者慎用。

三、润下药

能润滑大肠，促进排便而不致峻泻类药物，称为润下药。本类药物多为植物种子和种仁，富含油脂，性味甘平，药力缓和，大多归脾、大肠经。多用于老年津枯、热病伤津、阴血亏虚、产后血虚等肠燥便秘。

本类原料使用时应注意：孕妇慎用。

四、祛风湿药

凡以祛风除湿、散寒止痛、舒筋活络为主要功效，常用于风湿痹痛的药物，称为祛风湿药。祛风湿药味多辛苦，性温或凉，大多归肝、脾、肾经。主治风湿痹痛日久，症见肢体拘挛、关节不利、红肿疼痛、麻木不仁等，也可用于中风后遗症之偏瘫、手足麻木、肢体疼痛，少数药物亦可用于腰膝酸软、下肢痿弱等。

本类原料使用时应注意以下几点。

1.痹证迁延日久，宜作酒剂或丸散剂常服。

2.本类原料大多辛温性燥，易伤阴耗血，故阴虚血亏者应当慎用。

五、化湿药

凡以芳香辟浊、宣化湿邪、化湿运脾为主要功效，常用于湿阻中焦的药物，称为化湿药。化湿类药物多为辛香温燥之品，大多归脾、胃经。故主要用于湿阻中焦之脘腹痞满、不思饮食、食少体倦、呕吐泄泻等。

本类原料使用时应注意以下几点。

1.入煎剂须后下，且不宜久煎，以免损耗药力，降低疗效。

2.本类原料大多辛温性燥，易伤阴耗血，故阴虚血亏者应当慎用。

六、利水渗湿药

凡以通利水道、渗泄水湿为主要功效，常用于水湿内停证的药物，称为利水渗湿药。利水渗湿药多为甘淡之品，大多归肾、脾、膀胱经。故主要用于水肿、痰饮、小便不利、泄泻、湿疹、湿疮、带下、淋证等。

本类原料使用时应注意以下几点。

1.多由甘淡或苦燥之品组成，易耗伤阴津，故素体阴亏、病后体弱者，以及孕妇，均应慎用。

2.有些药有较强的通利作用，孕妇慎用。

七、温里药

凡以温里散寒为主要功效，常用于治疗里寒证的药物，称为温里药。温里药性味辛温，大多归脾、肾经。里寒证多为寒邪内侵或阳虚不能温煦所致的各种病证，主要表现为畏寒肢冷、惊悸怔忡、神疲倦卧、舌淡苔白、脉沉紧等。

本类原料使用时应注意以下几点。

1. 多辛温燥烈，易于助火伤阴耗血，凡属阴虚、血虚者及孕妇均应慎用或忌用，实热证禁用温里散寒药。

2. 不同的脏腑寒证其表现各不相同，临证可根据不同的脏腑寒证选相应的药物。如肾阳不足所致腰膝冷痛、大便清稀、小便清长等，首选肉桂、附子。

八、理气药

凡以疏理气机为主要功效，常用于气滞证和气逆证的药物，称为理气药。理气药多为辛香之品，大多归肺、肝、脾经。依其作用特点的不同，其功效有理气健脾、疏肝解郁、理气宽胸之不同。气滞证主要表现为胀、满、痛；气逆证主要表现为呕吐、恶心、噫气、咳喘等。如脾胃气滞主要表现为脘腹胀满、疼痛、恶心呕吐；肝郁气滞主要表现为胁肋胀满、乳胀、痛经、情志抑郁等。

本类原料使用时应注意：药性辛温香散，易于耗气伤阴，对于气虚、阴虚的患者均应慎用。

九、消食药

凡以消食化积为主要功效，常用以治疗饮食积滞的药物，称为消食药。消食药大多性味甘平或甘温，大多归脾、胃经。脾胃为生化之源，后天之本，主纳谷运化。若饮食不节损伤脾胃，或先天脾胃功能不良，易致饮食停滞，出现各种运化功能失常的病证，如消化不良、纳呆食少、脘腹胀满、便秘、腹泻等。

本类原料使用时应注意以下几点。

1. 各消食类食材性能不同，应根据不同症状和病因，选择恰当食材。如油腻肉食积滞宜用山楂、米面食积宜用麦芽等。

2. 哺乳期忌用麦芽，服人参时忌用莱菔子。

十、止血药

凡以制止体内外出血为主要功效，常用以预防和治疗各种出血类病证的药物，称为止血药。止血药大多性味苦寒，归心、肝经。适用于血热、瘀阻、虚寒等所致的各种出血病证，如咯血、衄血、便血、紫癜等。

本类原料使用时应注意以下几点。

1. "止血不留瘀"，故出血兼有瘀滞者不宜单独使用。

2. 若出血过多或气随血脱者，当急投大补元气之药，以挽救气脱危候，不在用膳范围。

十一、活血化瘀药

凡以畅通血行、消散瘀血为主要功效，常用以治疗血瘀病证的药物，称为活血化瘀药。性味多辛、苦、温，大多归心、肝经。瘀血既是病理产物，又是多种病证的致病因素，且所致病种广泛，如气滞血瘀所致之胸胁刺痛、腹痛、胃脘痛，月经不调、痛经、闭经、产后腹痛等，以及中风后遗症、风湿肩背痛、跌打损伤等。

本类原料使用时应注意以下几点。

1. 月经过多及其他出血证而无瘀血现象者慎用。

2. 孕妇忌用。

十二、化痰药

凡以化痰为主要功效，常用于治疗痰证的药物，称为化痰药。大多性味苦平或甘寒，归肺、脾、肾经。痰之产生多责之于肺不能布散津液，脾不能运化精微，肾不能蒸化水液，以致津凝成痰。痰既是病理产物，又是致病因子，它"随气升降，无处不到"，导致各种痰饮病证，如咳嗽痰多、胸胁胀满、瘿瘤、瘰疬等。

本类原料使用时应注意：咳嗽兼有咯血者，或者胃溃疡出血者，不宜用强烈而有刺激性的化痰药，以防加重出血。

十三、止咳平喘药

凡以降利肺气、平息咳喘为主要功效，常用以治疗咳嗽气喘的药物，称为止咳平喘药。止咳平喘药味或甘或苦或辛，性或温或寒，主归肺经。主要用于外感或内伤引起的咳嗽、哮喘。

本类原料使用时应注意：表证、麻疹初起，不能单投止咳平喘药，尤其是收敛止咳药，当以疏解宣发为主，少佐止咳药。

十四、安神药

凡以安神定志为主要功效，常用以治疗心神不宁为主的药物，称为安神药。大多为植物类种子、种仁，味多甘酸，主归心、肝经。用于心肝阴血虚不能滋养心神所致心神不宁、惊悸怔忡、虚烦不眠、健忘多梦、遗精、盗汗等。

本类原料使用时应注意：神志失常、癫痫等证属实热或血瘀者慎用。

十五、平肝息风药

凡以平肝潜阳、息风止痉为主要功效，常用以治疗肝阳上亢或肝风内动病证的药物，称为平肝息风药。本类药物皆入肝经，多为介类，质重、性寒沉降，用于肝阳上亢引起的头晕目眩、头痛、耳鸣及肝火上攻的目赤肿痛、烦躁易怒或肝风内动的惊厥抽搐等病证。

此类药性偏寒凉，使用时要注意：脾虚有寒者不宜食用。

十六、补虚药

凡以补虚扶弱、纠正人体气血阴阳不足为主要功效，常用以治疗虚证的药物，称为补虚药。

补虚药能补虚扶弱，分别能纠正人体气血阴阳虚衰的病理偏向。补虚药主治虚证，症见面色淡白或萎黄、精神萎靡、身疲乏力、心悸气短、脉虚无力等。由于虚证又有气虚证、阳虚证、血虚证、阴虚证之不同，故补虚之功效又有补气、补血、补阴、补阳之异。根据补虚药的药性、功效与主治的不同，一般又分为补气药、补阳药、补血药、补阴药4类。

使用补虚药时应注意以下几点。

1. 忌不当补而误补。处理好祛邪与扶正的关系，避免"闭门留寇"之弊。

2. 注意中病即止，过用温热补阳药会助火伤阴；反之，过用清补的补阴药，会寒凉伤阳。

3. 注意虚不受补，要顾护脾胃，部分补虚药药性滋腻，不易消化，过用或用于脾运不健者可妨碍脾胃运化，应掌握好用药剂量，或适当配伍健脾消食药顾护脾胃。

4. 补虚药一般宜适当久煎，使药味尽出；虚弱证一般病程较长，适宜采用蜜丸、煎膏（膏滋），或者作酒剂。

十七、收涩药

凡以收敛固涩为主要作用的药物，称为收涩药，又称固涩药。收涩药味多酸涩，具有固表止汗、敛肺止咳、涩肠止泻、固精缩尿止带、收敛止血等作用。用于治疗久病体弱、正气不固所致的自汗、盗汗、久咳虚喘、遗精、滑精、遗尿、崩漏、带下等病证。

本类原料使用时应注意以下几点。

1. 应根据不同症状和病因，选择不同药材。

2. 本类药性涩恋邪，凡表邪未解，湿热所致的泻痢，血热出血，以及郁热未清者不宜应用，以免"闭门留寇"。

十八、驱虫药

凡以驱除或杀灭人体寄生虫为主要作用的药物，称为驱虫药。驱虫药味多苦，对人体肠道寄生虫有毒杀作用，用于治疗肠道寄生虫病，如蛔虫病、蛲虫病、绦虫病、钩虫病等。

本类原料使用时应注意以下几点。

1. 应根据不同症状和病因，选择不同药材。

2. 本类药一般应在空腹时服，以使药物充分作用于人体，而保证疗效。

3. 部分药物有毒，应注意剂量，以免中毒。

4. 在发热或腹痛剧烈时，宜先清热或止痛，待缓解后再使用驱虫药。

5. 孕妇及年老体弱者应慎用。

第二节　食物类原料

　　食物类原料包括粮食类、蔬菜类、野菜类、食用菌类、果品类、禽肉类、畜肉类、奶蛋类、水产类、调味品及其他佐料等，是药膳必不可少的重要原料。"五谷为养，五果为助，五畜为益，五菜为充，气味合而服之，以补精益气。"（《素问·脏气法时论》）食物既要满足人体生存的需求，亦是促进人体健康的物质保证，其功效大致可以概括为协调阴阳、调理气血、调整脏腑、祛邪除病。根据药食同源原理，食物在性能的表达、功效的归纳、药理及使用注意上与中药类似，可按性味、归经、功效、药理及使用注意等来指导应用。食物除供给人体必需的营养物质外，也会因食物的性能作用不同程度地对机体的阴阳平衡和生理功能产生有利或不利的影响。因食物需经常食用，日积月累，量变到质变，一些不利的影响日渐显现，因此，常人应对食物的性味、功效等进行了解，并在辨识体质后选择性地食用，而对患者则应按其病情辨证施膳。

一、粮食类

　　粮食类多为植物的种仁，中医常以"五谷"概称。对"五谷"解释古代有不同之意，《周礼·职方氏》曰"黍、稷、菽、麦、稻"，《素问·金匮真言论》中"五谷"指"麦、麻、稷、稻、豆"，现代认为"五谷"为谷物豆类粮食作物的总称。谷物类主要是指粳米、糯米、小麦、大麦、荞麦、高粱、粟米、玉米等，是我国人民的主食，我国北方居民以小麦为主，南方居民以大米为主。谷物类在我国居民膳食构成比为49.7%，在食物供给中占有重要的地位，是人体热量和蛋白质的主要来源，供应人体50%～70%的热量，50%～55%的蛋白质，谷物类还富含碳水化合物，B族维生素，矿物质钙、磷、铁、铜等。谷物类大多数性平、味甘，具有益胃健脾、扶助正气之功效；少数性偏寒（如荞麦）或偏温（如糯米、高粱）。豆类品种繁多，根据其营养成分的含量，大致分为两类：一类是大豆类，如黄大豆、黑大豆、绿豆等；另一类是其他豆类，如豌豆、蚕豆、豇豆等。以大豆及其他豆类为原料生产的豆类食物称为豆制品，如豆腐等。大豆含有35%～40%的蛋白质，是植物性食品中含蛋白质最多的食品，它们的必需氨基酸组成除含硫氨基酸略偏低外，其他与动物蛋白相似，氨基酸组成接近人体需要，具有较高的营养价值，故大豆蛋白为优质蛋白，且大豆蛋白富含谷物类蛋白质较为缺乏的赖氨酸，其含量是谷物类的2.5倍，是与谷物类蛋白质互补的天然理想食品；其他豆类蛋白质含量虽低于大豆类，但一般也在20%～30%。大豆含有较多的不饱和脂肪酸，有降低胆固醇和软化血管的作用，且含有丰富的卵磷脂，对增进和改善大脑功能有重要作用。大豆油是我国居民重要的食用油。其他豆类脂肪含量仅为1%左右。多数豆类性平、味甘，具有补益气血、利水解毒之功效。

二、蔬菜类

蔬菜是可作为副食品的草本植物的总称。《尔雅》云："凡草菜可食者，通名为蔬。"《辞海》称"菜"为"蔬类植物的总称"。《本草纲目·菜部》云："凡草木之可茹者谓之菜，韭、薤、葵、葱、藿，五菜也。"其可分为陆生植物和水生植物。蔬菜的种类很多，可分为瓜茄类：冬瓜、丝瓜、南瓜、黄瓜、苦瓜、西红柿、茄子、辣椒等；根茎类：胡萝卜、藕、慈菇等；茎叶类：芹菜（旱芹、水芹）、苋、黄芽白菜、菘菜、甘蓝、芸薹、菠菜、蕹菜、韭菜、金针菜、莴苣、茼蒿、芥菜、冬葵叶、落葵、椿叶、芜菁、茭白、洋葱、葱白、毛笋、芦笋、苦菊、油麦菜等。蔬菜类食物主要有和中健脾、消食开胃、清热生津、通利二便的作用，适用于脾胃健运功能失常所致食少、食积、胀满、四肢倦怠等症。大多数蔬菜性寒凉（如苦瓜、芹菜、茭白、藕等），以清热除烦、通利大小便、化痰止咳等功能为多见。少数蔬菜性温热（如胡荽、辣椒等），能起到温中散寒、开胃消食的作用。蔬菜在我国人民膳食中的食物构成比为 33.7%，是膳食的重要组成部分。新鲜的蔬菜水分含量大多在 90% 以上，蔬菜中碳水化合物、无机盐和维生素（维生素 C 和胡萝卜素）的含量很丰富，而蛋白质和脂类的含量却很低。蔬菜的最终代谢产物呈碱性，可保持人体内的酸碱平衡，使血液的 pH 值稳定在 7.35 ～ 7.45。

三、野菜类

野菜是指野生于自然界，不为人工栽培的植物。早在《诗经》中就有"参差荇菜，左右流之""陟彼南山，言采其蕨""陟彼北山，言采其杞""其蔌伊何，惟笋及蒲"等一类采野菜诗。常用的野菜有马齿苋、枸杞叶、荠菜、蕨、苜蓿等。大多数野菜性味寒凉，具有清热解毒、凉血利尿等作用。野菜含有维生素、无机盐、纤维素和酶类。所含的纤维素可促进肠道蠕动，具有通便作用，还可减少或阻止胆固醇的吸收，同时增加胆固醇的排出，故适合于习惯性便秘、高脂血症、动脉粥样硬化症等患者食用。

四、食用菌类

食用菌种类繁多，味道鲜美，历来受到大众喜爱，被誉为"山珍之王""庖厨珍品"。食用菌类营养丰富，含有丰富的蛋白质、糖类、多种维生素、矿物质等，脂肪含量较低，多为不饱和脂肪酸。在食用菌所含营养成分中，很多有治疗功效，如对恶性肿瘤、心血管系统疾病、肝炎、胃溃疡、贫血、骨质疏松症等有较好的防治作用。菌类食物在医疗方面已表现出越来越广阔的开发前景。

五、果品类

果品类包括水果和干果。其中，含水分较多的植物果实为水果，如梨、桃、柿子等。外有硬壳而水分含量较少者为干果，如花生、核桃、栗子等。另外，晒干了的水果（如葡萄干）也为干果或称果干。关于果品的药用，李时珍谓："木实曰果，草实曰蓏，熟则可食，干则可脯，丰俭可以济时，疾苦可以备药。"《神农本草经》亦收载食用果品类如葡萄、龙眼等数种；《五十二病方》中也有大枣、李实、杏核仁等药用的记载。这些都证明果品类食物在医疗中占有非常重要的地位。水果多质柔而润，富含液汁，多具有补虚、养阴、生津、除烦、消食开胃、醒酒、润肠通便等作用。适用于病后体虚、津伤烦渴、食欲不振、肠燥便秘等症。但果品类食物有寒温之别，寒性疾病不宜食用寒凉性的果品，热性疾病不宜食用温性果品。果品类含有丰富的碳水化合物、维生素、有机酸及无机盐等人体必需的营养物质，而蛋白质和脂类的含量却很低。水果中的糖类、有机酸、芳香物质、色素和膳食纤维等成分，使它们具有良好的感官性质，对增进食欲、促进消化、维持肠道正常功能、丰富膳食的多样化具有重要意义。经常适量食用果品还可增强人的力量和耐力，调节体液酸碱平衡。果品中含有较多的保健功能成分，如多酚类、黄酮类、三萜类、多糖类、挥发油类、生物碱类、甾醇类、蒽醌类等，能防治高血压、动脉粥样硬化、冠心病、糖尿病、癌症、痛风、炎症、便秘等多种疾病。

六、禽肉类

"禽"为鸟类的通称。凡人工饲养或野生鸟类食物，称为禽肉类。《本草纲目》中收载禽类食物约有 80 种，是人类生存不可缺少的食物。常食用的有鸡、鸭、鹅、鹌鹑、鸽、雀、鸵鸟、火鸡等的肌肉、内脏及其制品。禽肉类食品性味甘平的较多，其次为甘温。甘平益气，甘温助阳，甘淡渗湿通利。禽肉的营养价值与畜肉相似，只是禽肉的脂肪含量相对较少，但所含不饱和脂肪酸较多，20% 左右为亚油酸，且熔点低，易于消化吸收。禽肉蛋白质含量较高，氨基酸组成接近人体需要，尤其是鸡肉中的赖氨酸含量比猪肉高 10% 以上，对于以谷类为主食的人群而言，是一种补充赖氨酸的极好的天然食物。禽肉细嫩易消化，含氮浸出物多，加工烹调后汤味较畜肉鲜美，对体弱年老者、心血管疾病患者及儿童尤为适宜。

七、畜肉类

畜肉类是人工饲养的牲畜动物及野生兽类动物的肉及脏器。在我国大多数人以食猪肉为主，一些少数民族地区则以牛或羊肉为主，兼食狗、马、驴、鹿肉和野生动物肉。畜肉性味以甘咸、温为多。甘能补，助阳益气；咸入血分、阴分，可益阴血；温以祛寒。因此畜肉营养价值较高，阴阳气血俱补。适用于先天、后天不足或诸虚百损之人。脾虚、脾湿之人慎食。畜肉类蛋白质为完全蛋白质，含有充足的人体必需氨基酸，而且在种类和比例上接近人体需要，易消化吸收，所以蛋白质营养价值很高，为利用率高的优质蛋白质。但存在于结缔组织中的间质蛋白，蛋白质的利用率低。畜肉的脂肪和胆固醇含量较高，脂肪主要由饱和脂肪酸组成，食用过多易引起肥胖和高脂血症等疾病。牲畜的内脏所含矿物质、微量元素和维生素比肉类多，如猪肝富含维生素 A、维生素 B_2 及较为丰富的铁和铜，因此是治疗夜盲症、预防维生素 A 缺乏和防治缺铁性贫血的良好食物。但内脏中脂肪和胆固醇含量较高，尤其是猪脑等，日常膳食不宜过多摄入。

八、奶蛋类

奶蛋类是奶类食品和蛋类食品的总称。此类食品营养丰富，含有优良的蛋白质，易消化吸收，尤其对婴幼儿生长有重要作用。奶类是指哺乳动物的乳汁，是一种营养成分齐全、比例适宜、易消化吸收、营养价值高的天然食物。奶类食物主要提供优质蛋白质、维生素 A、B 族维生素（尤其是维生素 B_2）和钙，生活中经常食用的是牛奶和羊奶。牛奶性味甘平，为平补的甘润之品；羊奶性味甘温，为温补之品，作用与牛奶类似，更适合虚寒体质之人。蛋类主要包括鸡、鸭、鹅、鹌鹑、火鸡、鸵鸟等的蛋。鸡蛋味甘，偏于滋阴润燥，养血安胎。鸭蛋味甘，偏于清肺止咳，滋阴平肝。鹅蛋味甘，偏于补中益气。鸽蛋性味甘咸平，偏于益气补肾。蛋类的营养素含量丰富，营养价值高，是提供优质蛋白质的重要食物来源之一。蛋类食品除含丰富的蛋白质外，尚含有钙、磷、铁及维生素等多种物质，特别是所含脂肪存在于蛋黄之中，呈液态，易消化吸收，是人们日常生活中不可缺少的食品。此外，蛋黄中的胆固醇含量较高，大量食用易引起高脂血症，是动脉粥样硬化、冠心病等疾病的危险因素，但蛋黄中含有大量的卵磷脂，对心血管疾病有防治作用。据研究表明，每人每天吃 1 ～ 2 个鸡蛋，对血清胆固醇水平既无明显影响，又可发挥禽蛋中其他营养成分的作用。

九、水产类

水产类食物分为动物和植物。包括淡水鱼、海水鱼类和介壳、蛙等动物及海带、紫菜等植物。

水产类食物是人类营养物质的主要来源，其中大部分水产类食物肌肉软而细嫩，味道鲜美，比畜、禽肉更容易被人体消化。鱼类脂肪多由不饱和脂肪酸组成，熔点较低，常温下呈液态，消化吸收率达 95%，是人体必需脂肪酸的重要来源。鱼类药用有悠久的历史，其脂肪中的不饱和脂肪酸如 EPA（二十碳五烯酸）和 DHA（二十二碳六烯酸）具有降低血脂、防治动脉粥样硬化的作用。

使用注意：一般认为，淡水鱼中的有鳞鱼和鳝鱼性平或略偏温，适于体质偏寒之人服食，疮疖、麻疹及热病后患者不宜多食；无鳞鱼类性平偏凉，适于体质偏热者食用。海产品类普遍含碘较多，故对于缺碘性疾病有很好的治疗作用。介壳类更是滋阴佳品，适合于阴虚火旺体质者食用。海带、紫菜有软坚散结的作用，可用于瘿瘤、瘰疬。皮肤病患者及有过敏性疾病史者应慎用水产类；结核病患者在服用异烟肼期间，亦应慎食；因鱼肉中含有嘌呤类物质，故痛风患者不宜食用。

第二章　药膳原料加工

第一节　加工的目的

药膳所用药物和食物在制作及烹调前，必须对所用原料进行加工炮制，使其符合食用、防病治病及烹调、制作的需要。

一、除去杂质和异物，保证药膳的纯净卫生

一般药膳原材料，多附着泥土、杂质、皮筋、毛桩等非食用部分和其他异物，制作药膳前必须经过挑拣修治，水洗清洁，使药膳洁净。

二、矫味矫臭，增加药膳的美味

某些原料具有特殊的不良气味，经过麸炒、酒制、醋制等可起到矫味和矫臭的作用。如紫河车的血腥味、羊肉的膻味、鲜笋的苦涩等必须经过炮制以清除，方能制作出美味药膳。

三、选取效能部位，发挥更好的疗效

很多原料不同部位有不同的作用，如莲子补脾止泻、莲心清心之热邪、莲房止血等。选取药膳最相宜的部分，减少药物对食物的影响，更好地发挥药膳的功效。

四、增强原料功能，提高药膳效果

未经炮制的某些原料作用不强，需要经炮制增强疗效。如香附醋制后易入肝散邪，茯苓经乳制后可增强滋补作用，雪梨

去皮用白矾水浸制能保持色泽，增强祛痰作用。

五、减轻原料性能，保证食用安全

对一些毒副作用较强的原材料经过加工炮制后，可以明显减低或祛除毒性，确保安全。如生半夏能使人呕吐、咽喉肿痛，炮制后可消除这些毒性作用。

六、改变原料性能，有选择性地发挥作用

如生地黄性寒，善于清热凉血、养阴生津，炮制熟后则性温，长于补血滋阴。花生生则性平，炒熟后则性温；生首乌补益力弱且不收敛，能截疟解毒、润肠通便，经黑豆汁拌蒸成制首乌后功专滋补肝肾、补益精血、涩精止崩。

七、保持原料成分，利于工业化生产

为了避免某些原料的有效成分损失，或适应工业化生产的需要，对某些原料采用科学技术提取有效成分，以保持食品含量、质量稳定，或便于批量制作。如金银花制取银花露，从鸡肉中提取鸡精。

第二节　药物加工的方法

一、洗

洗是将原料放在清水中，经过洗涤去净药物表面的泥沙杂

质，从而达到洁净卫生的目的。应注意浸洗的时间不要过长，以防止有效成分溶于水中。

二、漂

将有腥气（如龟甲、鳖甲、海螵蛸）或有咸味（如昆布、海藻）或有毒性（如乌头、附子）的药物，可利用多量清水反复浸漂，经常换水，则能漂去这些气味或减少毒性。

三、泡

泡就是用药物汁水浸泡以减低原药的烈性或刺激性，如用甘草水泡远志、吴茱萸。

四、渍

渍就是在药物上喷洒少量清水，让水分渐渐渗透而使药物柔软，便于切片。某些浸泡后药性易于走失的药物，宜用此法。

五、水飞

水飞是研粉方法之一，适用于矿石和贝壳类等不易溶解于水的药物，如朱砂等，目的是使药物粉碎得更加细腻，便于内服和外用。在水飞前先将药物打成粗末，然后放在研钵内和水同研，倾去上部的混悬液，再将沉于下部的粗末继续研磨，这样反复操作，研至将细粉放在舌上尝之无渣为度。水飞还可防止粉末在研磨时飞扬，以减少损耗。

六、煅

煅的作用主要是将药物通过烈火直接或间接煅烧，使它质地松脆，易于粉碎，充分发挥药效。

1. 直接火煅

适用于矿石和贝壳类等不易碎裂的药物，如磁石、牡蛎等。将药物放在铁丝筛网上，置于无烟的烈火中煅烧，煅的程度视药物性质不同而定。矿石类药物必须煅至红色为度；贝壳类药物则煅至微红冷却后呈灰白色。

2. 焖煅（间接烧）

少数体轻质松的药物如陈棕、人发等则适用焖煅法。即将药物放在铁锅内，另用较小铁锅覆上，用盐泥固封锅边，小铁锅上压一重物，不使漏气，置火上烧至滴水于小铁锅上立即沸腾，或以白纸贴于小锅上，当纸烤焦为止，待冷却后取出。

七、炒

炒是炮制加工中常用的一种加热法，是将药物放于锅内加热，用铁铲不断铲动，炒至一定程度取出。炒的方法如下：

1. 清炒

不加辅料，用文火将药物炒至微焦发出焦香气味为度。

2. 麸炒

将药物（饮片）加蜜炙麸皮同炒，拌炒至片子呈微黄色为度。

以上两种炒法，主要目的是缓和药性。加其他辅料拌炒，按用药的不同要求有酒炒、醋炒、姜汁炒等。

炒炭，系用较旺火力，将药物炒至外焦似炭、内里老黄色（或棕褐色）而又不灰化，俗称为"炒炭存性"，大多为增加收涩作用。

八、炮

炮与炒炭基本相同，但炮要求火力猛烈，操作动作要快，这样可使药物（一般需切成小块）通过高热，达到体积膨胀松胖，如干姜即用此法加工成为炮姜炭。

九、煨

煨的主要作用在于缓和药性和减少副作用。常用的简易煨法是将药物用草纸包裹两三层，放在清水中浸湿，置文火上直接煨，煨至草纸焦黑内熟取出，煨生姜就是用此法。

十、炙

炙是将药物加热拌炒的另一种方法。常用的有以下两种。

1.蜜炙

即加炼蜜拌炒。先将铁锅、铲刀用清水洗净拭干，烧热铁锅，倒入炼蜜，待蜜烊化略加清水，然后放入药片反复拌炒，炒至蜜汁吸尽，再喷洒少许清水炒干，使药物不黏手为度。例如炙紫菀、炙兜铃、炙黄芪、炙甘草等。药物用蜜炙，是取它润肺、补中及矫味的作用。

2.砂炙

用铁砂与药物拌炒称为砂炙。先将铁砂炒热呈青色，倒入药物拌炒，至松胖为度，取出，筛去铁砂。例如山甲片、龟甲、鳖甲等经过砂炙后变得松脆，易于煎取药汁，或研粉制丸。

十一、烘与焙

烘与焙同样是用微火加热使之干燥的方法。

十二、蒸

利用水蒸气蒸制药物称为蒸。它与煮的不同之处是需隔水加热。蒸的作用，主要能使药物改变其原有性能，如生大黄有泻下之功，经蒸制成为熟大黄，在临床上主要用它清化湿热、活血祛瘀的作用。另外，还有矫味作用，如女贞子、五味子经过蒸制能减少其酸味。

十三、煮

煮是将经过整理及洗净的原药，放在锅内用清水与其他辅助药料同煮至熟透。如附子、川乌与豆腐同煮可减少毒性。

十四、淬

将药物加热烧后，趁热投入醋或其他药物所煎的浓汁中，使之充分吸收入内，这种方法叫作淬。如灵磁石、代赭石用醋淬，制甘石用药汁淬。淬的作用，除能使被淬的药物酥松易于粉碎外，还可因药汁的吸收而改变其性能。

第三节　食物加工的方法

一、净选

选取原料的应用部分，除去杂质与非药用部分，以适应药膳的要求，常根据不同原料选用下述方法。

1. 筛选
拣或筛除泥沙杂质，除去虫蛀、霉变部分。

2. 刮
刮去原料表面的附生物与粗皮。如杜仲、肉桂去粗皮，鱼去鳞。

3. 火燎

在急火上快速烧燎，除去原料表面绒毛或须根，但不能使原料内质受损。如狗脊、鹿茸燎后刮去茸毛，禽肉燎去细毛。

4. 去壳

硬壳果类原料须除去硬壳，便于准确投料与食用，如白果、核桃、板栗等。动物类原料去蹄爪或去皮。

5. 碾

除去原料表面非食用部分，如刺蒺藜、苍耳碾去刺。或将原料碾细备用。

二、浸润

用液体对原料进行加工处理。有些原料的有效成分溶于水，处理不当则容易丢失，故应根据原料的不同特性选用相应的处理方法。

1. 洗

除去原料表面的泥沙、异物。绝大多数原料都必须清洗。

2. 泡

质地坚硬的原料经浸泡后能软化，便于进一步加工。蔬菜类经浸泡可除去部分残留农药。

3. 润

不宜水泡的原料需用液体浸润，使其软化而又不至于丢失有效成分。浸润常有下列方法。

（1）水润

如清水润燕窝、贝母、冬虫夏草、银耳、蘑菇等。

（2）奶汁润

多用牛、羊乳，如润茯苓、人参等。

（3）米泔水润

常用于消除原料的燥性，如润苍术、天麻等。

（4）药汁润

常用于使原料具有某些药性，如山楂汁浸牛肉干、吴茱萸汁浸黄连等。

（5）碱水润

常使用5%碳酸钠溶液或石灰水润发鱿鱼、海参、鹿筋、鹿鞭等。

三、漂制

为减低某些原料的毒性和异味，常采用在水中较长时间和多次换水的漂洗法，如漂半夏。

漂洗时间长短和换水次数需根据原料性质、季节气候的不同来决定。冬季每日换一次水，夏季则宜换 2 ~ 3 次，一般漂3 ~ 10 天。

四、制

制是用沸水对原料进行处理。除去种皮，将原料微煮，易搓去皮，去杏仁、扁豆等皮常用；余去血水，使食品味鲜汤清，去鸡、鸭等肉类血水常用；除腥膻味，熊掌、牛鞭等多加葱叶、生姜、料酒同煮等。

五、切制

对干品原料经净选、软化后，或新鲜原料经洗净后，根据性质的不同、膳肴的差异，切制成一定规格的片、块、丁、节、丝等不同形状，以备制膳需要。切制要注意刀工技巧，其厚薄、大小、长短、粗细等尽量均匀，方能保证良好美观的膳形。

药膳原料经过上述各准备过程后，尚需按要求进行炮制，以获药膳良好的味与效。

六、炒制

将原料在热锅内翻动加热，炒至所需要的程度。一般有下述方法。

1. 清炒法

不加任何辅料，将原料炒至黄、香、焦的方法。

（1）炒黄

将原料在锅内文火加热，不断翻动，炒至表面呈淡黄色，使原料松脆，便于粉碎或煎出有效成分，并可矫正异味。如鸡内金炒至酥泡卷曲，使腥气逸出。

（2）炒焦

将原料在锅内翻动，炒至外黑存性为度，如焦山楂。

（3）炒香

将原料在锅内文火炒出爆裂声或香气，如炒芝麻、花生、黄豆等。

2. 米炒法

将大米或糯米与原料在锅内同炒，使受热均匀，以米炒至黄色为度。主要为增强健脾和胃功效，如米炒党参。

3. 盐炒或砂炒法

先将油制过的盐或砂在锅内炒热，加入原料，炒至表面酥脆为度，筛去盐、砂即成。本法能使骨质、甲壳、蹄筋、干肉或质地坚硬的原料去腥、松酥，易于烹调，如盐酥蹄筋、砂酥鱼皮。

七、煮制

煮制是清除原料的毒性、刺激性或涩味，减少其副作用。根据不同性质，将原料与辅料置锅内加水没过药共煮。煮制时间应根据原料情况定，一般煮至无白色或刚透心为度。如加工鱼翅、鱼皮。

八、蒸制

蒸制是将原料置适当容器内蒸至透心或特殊程度。如熊掌经漂刮后加酒、葱、姜，蒸 2 小时后再进一步加工。

第三章　药膳制作

　　药膳制作是按膳食加工的基本技能，根据药膳的特殊要求加工、烹饪，调制膳饮的过程。制作工艺既需要相应的熟练加工技能，又具有药膳制作的特点。

第一节　药膳制作的特点

　　药膳不同于普通膳食，除具有一般膳食所具有的色、香、味、形以外，它还具有治病强身、美容保健、延缓衰老等疗效，因此在选料、配伍、制作方面有其自身的特殊性。

一、原料的选用特点

　　一般膳食的功能是提供能量与营养，需保持一定的质与量，同时为适应"胃口"的不同而需要不断改变膳食原料与烹调方法。药膳则是根据不同病证、不同体质状态，有针对性地选取原料，如附子、狗肉、鹿鞭等具有温肾壮阳的功能，针对体质偏于阳虚，具有畏寒怕冷，腰膝冷痛或酸软，甚或阳痿早泄等情况选用。尽管这些食品也营养丰富，但并不适宜于所有人群。因此药膳原料的选用与组合，强调的是科学配伍，在中医理论指导下选料与配料。如体弱多病的调理，须视用膳者体质所属而选用或补气血，或调阴阳，或理脏腑的药膳；年老体弱的调理，需根据不同状态，选用或调补脾胃，或滋养阴血的药膳，以达到强壮体魄、延缓衰老的目的。

二、药膳的烹调特点

药膳含传统的中药，即起主要"疗效"的原料。对这一部分原料的烹饪，除了需要在原料准备过程中科学地加工以外，在烹饪过程中，也要尽可能地避免药物有效成分的丧失，以更好地发挥药效，因而必须讲究烹饪形式与方法。传统的药膳加工以炖、煮、蒸、焖为主，可以使药物最大限度地溶解出有效成分。药膳形式常以汤为主，通过炖、煮，使有效成分溶解并保存于汤中，以保持良好的疗效。如十全大补汤、鹿鞭壮阳汤、八宝鸡汤等，汤类占药膳品类的一半以上。

三、药膳的调味特点

膳食的调味是为获得良好的口感，以满足用膳者对美味的追求。但很多调味品具有浓烈的味感，它们本身就具有相应的药用性味功能。在药膳烹调过程中，调味品的运用要讲究原则与方法。

一般而言，各种药膳原料经烹调后都具有其自身的鲜美口味，不宜用调味剂改变其本味。因为各种药品的味就是其功能组成的一部分，所以应当尽量地保持药膳的原汁原味。有些需经过调味才能为人们乐于食用，一般的调味品如油、盐、味精等，在药膳中也为常用品。但胡椒、茴香、八角茴、川椒、桂皮等，由于本身具有浓烈的香味，且性多为辛甘温热类，在药膳烹调中应根据情况选用。一些具有腥、膻味的原料，如龟、鳖、鱼、羊肉、动物鞭等，可用一定的调味品矫正异味。温阳类、活血养颜类药膳，可选用辛香类调味品。如果药膳功效以养血滋阴为主，用于偏阴虚燥热的用膳者，则辛香类调味品应少用。

由于辛香类调味品本身的性味特点，多具有行气活血、辛香发散的功效，在药膳的配伍中可作为一个方面的药效成分考虑，视为药膳原料的组成部分。如用于风寒感冒的药膳，生姜既是矫味剂，又是药物；在活血类药膳中使用辛香调料，可增强药膳行气活血的功效；在滋阴类药膳中，配伍辛香类调味剂，又可达到滋而不腻、补中兼行的作用；调补脾胃类药膳配伍辛香调味，本身又具有芳香醒脾的作用。因此，在药膳烹调过程中，调味品既有矫味的作用，又有药理功效，运用方法应在辨证施膳理论指导下灵活掌握。

第二节　药膳制作的要求

作为特殊的膳食，药膳的制作除必须具备一般烹调的良好技能外，尚需掌握药膳烹调的特殊要求。

一、精于烹调并具备中医药知识

药膳原料必须有药物，药物的性能功效与药物的准备、加工过程常常有着密切的关系。如难于溶解的药物宜久煮才能更好地发挥药效，易于挥发的药物则不宜久熬，以防有效成分损失。气虚类药膳不宜多加芳香类调味品，以防耗气伤气；阴虚类药膳不宜多用辛热类调味品，以防伤阴助热等。如果对中药的性能不熟悉，或不懂中医理论，只讲究口味，便会导致药效的减低，甚或引起相反的作用，失去药膳的基本功能。

二、注意疗效并讲究色香味形

药膳不同于普通膳食，就在于药膳具有保健防病、抗衰美容等作用。首先应尽最大可能保持和发挥药膳的这一功能。作为药膳，它又具有普通膳食的作用。而普通膳食必须在色、香、味、形诸方面制作加工出特点，才能激发用膳者的食欲。如果药膳体现出来的全是"药味"，不讲究膳食的基本功能，影响食欲，不仅不能起到药膳的功能，反而连膳食的作用也不能达到。因此，药膳的烹制，其功效与色泽、口味、香味、形态必须并重，才能达到药膳的基本要求。

三、配料必须严谨

药物的选用与配伍，必须遵循中医理法方药的原则，注意药物与药物、药物与食物、药物与配料、调味品之间的性效组合。任何食物和药物都有其四气或四性、五味，对人体五脏六腑功能都有相应的促进或制约关系，只是常用药物的性味更为人们所强调。因此，选料应当注意药与药、药与食之间的性味组合，尽量应用相互促进的协同作用，避免相互制约的配伍，更须避开配伍禁忌的药食搭配，以免导致副作用的产生。

四、隐药于食

由于药膳以药物与食物为原料，药膳烹调的感官感觉很重要。如果药膳表现为以药物为主体，用膳者会感觉到是在"用药"而不是"用膳"，势必影响胃口，达不到膳食营养的要求。因此，药膳的制作在某些情况下还要求必须将药物"隐藏"于食物中，在感官上保持膳食特点。

大多数的单味药或较名贵的药物，或本身形质色气很好的药物不必隐藏，它们可以给用膳者以良好的感官刺激，如天麻、枸杞子、人参、黄芪、冬虫夏草、田七等，可直接与食物共同烹调，作为"膳"的一部分展现于用膳者面前。这属于见药的药膳。

某些药物由于形色气味的原因，或者药味较多的药膳，则不宜将药物本身呈现于药膳中。或由于药味太重，或由于色泽不良而影响食欲，必须药食分制，取药物制作后的有效部分与一定的食物混合，这属于不见药的药膳。这类药膳的分制可有不同方法，或将药物煎后取汁，用药汁与食物混合制作；或将药食共烹后去除药渣，仅留食物供食用；或将药物制成粉末，再与食料共同烹制。这种隐药于食的方法可使用膳者免受不良形质气味药物的影响，达到药膳的作用。

至于普通膳食制作必须遵循的原则，如必须符合卫生法规的要求，选料必须精细，制作务必卫生，烹调讲究技艺，调味适当可口等，更是烹调药膳的基本要求。

第三节　药膳的成形及调味

一、药膳的成形

膳食具有多样化的特点，人们不仅需要各种不同的食物以满足机体营养成分的需要，也需要不同形式、不同形态的膳食以满足视觉、嗅觉和口味的需要。药膳作为特殊的膳食，同样也需不同的形态，以体现药膳的色、香、味、形。

1. 菜肴类

这是东方民族每日膳食不可或缺的种类。本类药膳主要以肉类、蛋类、水产类、蔬菜等为基本原料，配合一定的药物，以煨、炖、炒、蒸、炸、烤等制作方法加工的食物，如天麻鱼头、紫苏鳝鱼、香椿鸡蛋等。

2. 粥食类

常以大米、小米、玉米、大麦、小麦等富含淀粉的原料，配以适合的药物，经熬、煮等工艺制作的半流质状食品，如山楂粥、人参粥、杜仲粥等。本类食品尤宜于老年人、病后调理、产后特殊状态的"糜粥自养"。

3. 糖点类

这类食品属非主要膳食的点心类、零食类。常以糖为原料，加入熬制后的固体或半固体状食物，配以药物粉末或药汁与糖拌熬，或掺入熬就的糖料中；或者选用某些食物与药物，经药液或糖、蜜等煎煮制作而成，如丁香姜糖、糖渍陈皮、茯苓饼等。

4. 饮料类

此属佐餐类或日常饮用的液体类食物。这类食品是将药物与食物经浸泡、绞榨、煎煮、蒸馏等方法加工制作而成。包括鲜汁，如鲜藕汁、荷叶汁；茶，如菊花茶、决明子茶；露汁，如银花露、菊花露；药酒，如木瓜酒、枸杞酒；浓缩精汁，如虫草鸡精、人参精等。

5. 其他

能归入上述各类之外的一些品类，如葛粉、藕粉、怀山药泥、桃杞鸡卷、芝麻核桃糊、虫草鸭子罐头等。

二、药膳的调味

人们日常生活中所用的糖、酒、油、盐、酱、醋等均属药膳的调味品，尤其酒类，是制作药膳必不可少的原料，各类香味品配伍药膳内的调味品，而能增加药膳的美味，并且可提高药膳成品的功能，故尤为人们所欣赏。各类蜂蜜、蔗糖也都是运用于药膳的制作工艺的佳品。

1. 食盐

味咸，性寒；有清热、解毒、凉血、润燥、滋肾通便、止呕消炎等作用。

2. 酱

味咸，性寒；具有除热、除烦、解毒等功效。

3. 酱油

味咸，性寒；有健脾开胃、清热解毒的功效，与鱼肉等同用还可解其毒。

4. 醋

味酸，性温；具有下气消食、散瘀止痛、软坚散结、防腐杀菌等作用。

5. 姜

味辛，性热；入心、脾、胃经；有回阳暖中、助消化、温肺化痰的功效。

6. 桂皮

味辛，甘，性大热；入肾、脾、心经；功能为温中补阳，散寒止痛，健胃。

7. 花椒

味辛，性温；有散寒下气、杀虫的功效。可治胸腹冷痛，下利腹痛，呕吐蛔虫，以及肾虚、肾寒的痰喘、腰痛足冷等症。

8. 豆豉

味辛，性微温；有解表除烦的功效，可用治感冒发热、头痛无汗、胸中烦闷等症。

9. 白砂糖

味甘，性寒；入脾、肺经；功效为润肺生津，和中益脾，舒缓肝气。

10. 红糖

又称赤砂糖、黑糖；味甘，性温；入脾、肺经；有和中散寒、润肺生津、止咳化痰、活血祛瘀的功效。可治脾胃虚弱、感寒腹痛、吐哕、血痢、产后恶露不尽等症。

11. 饴糖

味甘，性平；入脾、胃、肺经；有补中缓痛、润肺止咳的功效。

12. 冰糖

味甘，性平；入脾、肺经；具有补中益气、和胃润肺、止咳嗽、化痰涎的功效。

13. 黄酒

味辛，甘，性温；入心、肝、肺、胃经；有散寒通经、活血等功效。用于风湿痹痛、心腹冷痛、胸痹、筋脉挛急、跌打疼痛等症。

14. 麻油（香油）

味甘，性凉；入胃、大肠经；功效为养血，和血，利大肠。

15. 蜂蜜

味甘，性平；有润肠通便、润肺止咳、滋养补中、解毒止痛之功效。

16. 丁香

味辛，性温；入脾、胃、肾经；有温中降逆、温肾助阳的功效。用于胃寒呕吐、呃逆、少食、腹泻及肾虚阳痿等症。

17. 味精

味精主要含谷氨酸钠盐。食用味精有健身、补脑的作用。

第四节　药膳的制作方法

药膳的品类繁多，根据不同的方法可制作出不同的药膳，以适应人们的不同嗜好及变换口味。常用药膳可分为热菜类、凉菜类、粥类、饮料类、药酒类和面点类。

一、热菜类药膳的制作方法

热菜类是药膳运用较多的品种，尤其对东方民族来说，热菜是必备菜肴。热菜的制作主要有炖、蒸、煨、煮、熬、炒等法。

1. 炖

炖是将药物与食物加清水，放入调料，先置武火上烧开，再改文火熬煮至熟烂，一般需文火 2～3 小时。特点是质地软烂，原汁原味，如雪花鸡汤、十全大补汤的制作法。

2. 煮

煮是将药物与食物同置较多量的清水或汤汁中，先用武火烧开，再用文火煮至熟，时间比炖宜短。特点是味道清鲜，能突出主料滋味，色泽亦美观。

3. 熬

熬是将药物与食物置于锅中，注入清水，武火煮沸后改用文火，熬至汤汁浓稠。烹制时间较炖更长，多需 3 小时以上。适用于含胶质重的原料，特点是汁稠味浓。

4. 煨

煨是将药物与食物置煨锅内，加入清水、调料，用文火或余热进行较长时间的烹制，慢慢煨至软烂。特点是汤汁浓稠，口味醇厚。如川椒煨梨。

5. 蒸

蒸是利用水蒸气加热烹制。将原料置于盛器内，加入水或汤汁、调味品，或不加汤水，置蒸笼内蒸至熟或熟烂。因原料不同，又有粉蒸、清蒸、包蒸的不同。

6. 炒

将油锅烧热，药膳原料直接入锅，于急火上快速翻炒至熟，或断生。特点是烹制时间短，汤汁少，成菜迅速，鲜香入味，或滑嫩，或脆生。有生煸、回锅（熟炒）、滑炒、软炒、干煸的不同。芳香性的药物大多采用在临时起锅时勾汁加入，以保持其气味芬芳。

7. 爆

爆多用于动物性原料。将原料经初步热处理后，先用热油锅煸炒辅料，再放入主料，倒入芡汁快速翻炒至熟。特点是急火旺油，短时间内加热，迅速出锅，成菜脆嫩鲜香。

8. 熘

原料调味后经炸、煮、蒸或上浆滑油等初步加热后，再以热油煸炒辅料，加入主料，然后倒入兑好的芡汁快速翻炒至熟。熘法必须勾芡，特点是成菜清亮透明，质地鲜嫩可口。有炸熘、滑熘、软熘的不同。

9. 炸

炸是在锅中置入较多量的油加热，药膳原料直接投入热油中加热至熟或黄脆。可单独烹制，也是多种烹调法的半成品准备方法。这是武火多油的烹调方法，一般用油量比要炸的原料多几倍。特点是清香酥脆。有清炸、干炸、软炸、酥炸、松炸、包炸等不同。

10. 烧

一般是先把食物经过煸、煎、炸的处理后，进行调味调色，然后再加入药物和汤或清水，用武火烧开，文火焖透，烧至汤汁浓稠。其特点是汁稠味鲜。注意掌握好汤或清水的用量，一次加足，避免烧干或汁多。

其他如烩、扒、卤、拔丝等烹调法也是药膳热菜的常用加工方法。

二、凉菜类药膳的制作方法

凉菜类药膳是将药膳原料或经制熟处理，或生用原料，经加工后冷食的药膳。有拌、炝、腌、卤、蒸、冻等方法。

1. 拌

将药膳原料的生料或已凉后的熟料加工切制成一定形状，再加入调味品拌和制成。拌法简便灵活，用料广泛，易调口味。特点是清凉爽口，能理气开胃。有生拌、熟拌、温拌、凉拌的不同。

2. 炝

将原料切制成所需形状，经加热处理后，加入各种调味品拌渍，或再加热花椒炝成药膳。特点是口味或清淡，或鲜咸麻香，有普通炝与滑炝的不同制法。

3. 腌

将原料浸入调味卤汁中，或以调味品拌匀，腌制一定时间排除原料内部的水分，使原料入味。特点是清脆鲜嫩，浓郁不腻。有盐腌、酒腌、糟腌的不同制法。

4. 冻

将含胶质较多的原料投入调味品后，加热煮制达一定程度后停止加热，待其冷凝后食用。特点是晶莹剔透，清香爽口。但原料必须是含胶质多者，否则难以成冻。

很多凉菜必须要前期加工后方能制作，卤、蒸、煮为常用前期制作方法。通常用于动物类药膳原料，如凉菜卤猪心、筒子鸡等即需先卤熟、蒸熟后再制成凉菜。

三、粥类药膳的制作方法

药粥是药物与米谷类食物共同煮熬而成。具有制法简单，服用方便，易于消化吸收的特点。药粥被古人推崇为益寿防病的重要膳食。如宋代陆游《食粥》说"世人个个学长年……只将食粥致神仙"。药粥需根据药物与米谷不同特点制作。

1. 生药饮片与米谷同煮

将形、色、味均佳，且能食用的生药与米共同煮制。如红枣、百合、怀山药、薏苡仁、龙眼肉等与米煮粥，既使粥增加形色的美观，又使味道鲜美，增强疗效。如薏苡仁莲子粥。

2. 中药研末与米谷同煮

较大的中药块或质地较硬的药物难以煮烂时，将其粉碎为细末后与米同煮。如茯苓、贝母、天花粉等，多宜研末做粥。

3. 药物提汁与米谷同煮

不能食用或感官刺激太强的药物，如川芎、当归等，不宜与米谷同煮，需煎煮取汁与米谷共煮制粥。如麦冬粥、参苓粥。

4. 汤汁类与米谷同煮

将动物乳汁，或肉类汤汁与米谷同煮制粥。如鸡汁粥、乳粥。

四、饮料类和药酒类药膳的制作方法

此类药膳包括药酒、保健饮料、药茶等。它们以药物、水或酒为主要原料加工制作成饮料，具有保健或治疗作用。

1. 药酒配制法

药酒是以白酒、黄酒为基料，浸泡或煎煮相应的药物，滤去渣后所获得的饮料。酒是最早加工而成药品和饮料的两用品。酒有"通血脉，行药力，温肠胃，御风寒"作用，酒与药合，可起到促进药力的作用，所以药酒是常用的保健治疗性饮料。制作有冷浸法、热浸法、煎煮法、酿造法等不同工艺。

2. 保健饮料制作法

保健饮料是以药物、水、糖为原料，用浸泡、煎煮、蒸馏等方法提取药液，再经沉淀、过滤、澄清，加入冰糖、蜂蜜等兑制而成。特点是能生津养阴，润燥止渴。

3. 药茶制作法

将药物与茶叶相配，置于杯内，冲沸水，盖焖15分钟左右即可饮用。也可根据习惯加白糖、蜂蜜等；或将药物加水煎煮后滤汁当茶饮；或将药物加工成细末或粗末，分袋包装，临饮时以开水冲泡。特点是清香醒神，养阴润燥，生津止渴。

五、面点类药膳的制作方法

面点类药膳是将药物加入面点中制成的保健治疗食品。这类食品可作主食，也可作点心类零食。多是将药物制成粉末，或将药物提取液与面点共同和揉，按面点制作方法加工而成。主要制作工艺包括和面、揉面、下药、上馅等工艺流程，可以大概分为十多类，如包类、饺类、糕类、团类、卷类、饼类、酥类、条类、其他类等。

第四章　药膳的保存

　　药膳原料的保存得当与否对药膳疗效的发挥有极大的影响，如果药膳材料保存不当，其发挥疗效的成分就会大大减少，从而失去其价值。药膳材料一般都以放置在阴凉、干燥、通风处为佳。有些易腐烂、变质的食材像蛋类、蔬菜类可置于冰箱内保存。需要长时间保存的药材，最好放在密封容器内或袋子里，或者冷藏；药材都有一定的保质期，任何药材都不宜放太长时间。虫蛀或发霉的药材，不可再继续食用；如果买回来的药材上有残留物，可以在食用前用清水浸泡半小时，再用清水冲洗之后，才可入锅；药材受潮后，要放在太阳下，将水分晒干，或用干炒的方法将多余水分去除。

　　药膳原料的恰当保存不仅能够使药物发挥更好的药效，而且还能延长药物的食用寿命，下面给大家举例四类中药保存时应注意的事项。

　　①藿香等香味较大的药材：怕热。挥发油是许多中药材中发挥治疗作用的有效成分，一般有芳香，从名字上就能知道它容易挥发，表现在药材上就是能闻到明显的香味，如果这些药材的味道变淡，药效也会减小。加热、煎煮会加速挥发油的散失，因此薄荷、荆芥、藿香、紫苏等含挥发油较多的药材应放在离热源较远的地方，在煎煮时应后下，以免降低药效。

　　②当归等易走油的药材：怕潮。在储存过程中，由于受潮等因素，药材中所含的油和糖等物质容易析出药材表面，像是有一层油，又叫"走油"。果实、种子类药材易走油，如杏仁、麦冬、当归、党参、桂、枸杞等。保存这些药材应注意干燥。

　　③人参等易受蛀的药材：怕虫。中药材在采集和保存时可能有虫侵入或带有虫卵，引起虫蛀。药材受蛀后，可发生蛀洞和蛀粉，有些害虫繁殖迅速，可能让药材"报废"。泽泻、黄芪、大黄、人参、白芷等较容易受虫蛀。轻度虫蛀的药材可加

工后再用，虫蛀严重的药材应及时丢弃。

④牡丹皮等易变色的药材：怕晒。药材都有其本身的颜色，牡丹皮等可能在变色的同时效果降低，有些药材含的酶易发生氧化而变色；日晒和烘焙温度过高也可引起药材变色。保存这类药材应避免日晒。

第五章　药膳的食用方法及注意事项

药膳具有丰富饮食、保健养生、治病防病等多方面的作用，在应用中应遵循一定的原则，不应滥用。应正确对待药膳与药物的关系。药物是祛病救疾的，见效快，重在治病；药膳多用以养身防病，见效慢，重在养与防。食物疗法不能代替药物疗法，但是药膳在保健、养生、康复中却有很重要的地位，尤其是慢性病、老年病，还有部分妇、儿疾病能在享受美味的同时，得到保养调理与治疗。药膳要有针对性，针对不同疾病、疾病的不同阶段，采用不同的药膳，对症立方用膳。

一、药膳的不同食用方法

1. 食用药膳的时间及用量

服用药膳时，最好早晨或空腹食用。食用药膳时，也要注意服用量，一般身体强健，或产妇产后无明显虚损者，只宜服1～2剂药膳。

确定一种药膳的用量，首先是以一人食用为准，确定其总量，供一人一次食，或一日、二日食，作一日食的通常是分2次食用，供二日食的以此类推。在总量的范围内，按比例决定各种原料的用量。每种原料的一日用量，食物部分，按个人的食量确定，并参照食物的营养素含量和膳食营养标准；中药部分，参照中药学或《中华人民共和国药典》规定。究竟一种药膳用多大的量，要考虑药膳制作的可操作性。如做茶、做粥，可考虑用一次量；而做糕点，做一次用的就很不方便，应考虑供多日、多次食的用量。

2. 根据季节选择食用药膳

四时调食，即顺应自然界四时之变化，适当调节自己的饮食。这种四时调食的观点是建立在中医养生学整体观念基础上的。饮食是人体与外界联系的一个方面，所以在饮食方面也应该适应自然界四时气候的变化，而做相应的调整。春三月，人体肝气当令，所以饮食宜减酸益甘，以免肝气生发太过，特别是素体肝阳偏亢者，春季最宜复发，因此除了注意饮食调节外，最好以药物预防，可用甘味食物养脾气。夏三月，气候炎热，人体消化功能下降，故宜吃清淡、宜消化的食物，特别要注意多吃些营养丰富的蔬菜、水果等。

冬季适宜选择羊肉类药膳，夏季适宜选用鸭、猪、鱼、龟肉类药膳，春秋季适宜选择鸡、鱼、猪肉类药膳。

3. 特殊用法

特殊人群食用药膳时，必须根据自己体质强弱来进食。比如产妇产后无疾病者，宜选择药粥，每日服1剂，连吃3～4日，如果脾胃虚弱者，可服至半月；凡药粥方均列有主治症、功效，如怀药粥固肠止泻，小麦糯米粥敛汗安神，最好按症选用，若无症状，可将药量减半煮粥；凡药膳中有肉桂者，对于产妇来说，最好在冬月产后服食，阳虚者例外。

二、食用药膳的注意事项

1. 食用肉类药膳的注意事项

冬季适宜选择羊肉类药膳，夏季适宜选用鸭、猪、鱼、龟肉类药膳，春秋季适宜选择鸡、鱼、猪肉类药膳。另外，服用肉类药膳时，最好早晨或空腹食用。食用肉类药膳时，也要注意服用量，一般身体强健，或产妇产后无明显虚损者，只宜服1～2剂。

2. 食用药粥的注意事项

食用药粥时，必须根据自己体质强弱来进食。

3. 药膳配料主次关系

药膳的配料与一般食品配料不尽相同，它需遵循两个原则：一是中医方剂组成的主次辅佐关系，二是膳食的调配原则。前者，在组成药膳配料时，对所使用的原料应有主次辅佐关系。后者，主要是指要使药膳既有中药的特点又要符合膳食的要求，有色、香、味、形、质等方面的美感。两者必须互相协调，有利于增强药膳的食疗效果。药膳配料主次辅佐关系，除与配料中各种原料的作用有关外，也和各种原料的用量密切相关。一般来说，居于主要地位的原料其用量应大于其他原料，而一般性食物原料如大米、面粉和某些蔬菜、肉类，由于膳食种类如粥、饭、糕点、菜肴所决定，它们虽占有较大的分量，一般并不居于主要地位。

4. 药膳的食用禁忌

一般用发汗药应禁生冷，调理脾胃药禁油腻，消肿理气药禁豆类，止咳平喘药禁鱼腥，止泻药禁瓜果。古人对食物与食物的配伍也有一些忌讳，在药膳应用中可作参考。

这些禁忌是猪肉忌荞麦、鸽肉、鲫鱼、黄豆；羊肉忌醋；狗肉忌蒜；鲫鱼忌芥菜、猪肝；猪血忌黄豆；猪肝忌荞麦、豆酱、鲤鱼肠子、鱼肉；鲤鱼忌狗肉；龟肉忌苋菜、酒、果；鳝鱼忌狗肉、狗血；雀肉忌猪肝；鸭蛋忌桑椹、李子；鸡肉忌芥末、糯米、李子；鳖肉忌猪肉、兔肉、鸭肉、苋菜、鸡蛋。这些禁忌的应用主要是宜使人气滞、生风、生疮、发病等。

另外，如果是治疗脾胃虚寒或温补阳气的中药，建议口服。

用药期间，不要饮绿茶、进食绿豆。

下篇
药膳应用

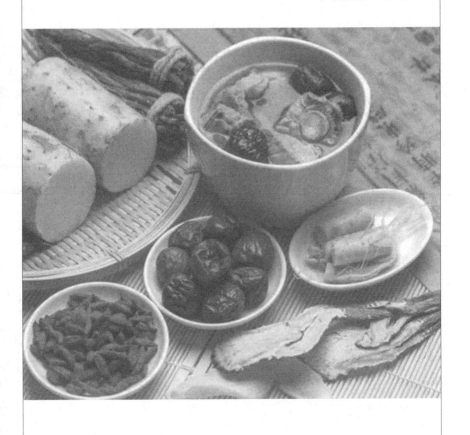

第一章　体质养生药膳

体质，是指在人体生命过程中，在先天禀赋和后天获得的基础上所形成的形态结构、生理功能和心理状态方面综合相对稳定的固有特质。体质辨识即以人的体质为认知对象，从体质状态及不同体质分类的特性，把握其健康与疾病的整体要素与个体差异，制定防治原则，选择相应的治疗、预防、养生方法，从而进行"因人制宜"的干预措施。根据 2009 年 4 月中华中医药学会发布的《中医体质分类与判定》标准，常见的中医体质类型可分为平和质、气虚质、阳虚质、阴虚质、痰湿质、湿热质、血瘀质、气郁质、特禀质九种。药膳不仅可以强身健体，还能有效地改善体质，现在就九种不同体质人群的适宜药膳分述如下。

第一节　平和质

一、平和质的特点

　　面色、肤色润泽，头发稠密有光泽，目光有神，鼻色明润，嗅觉、味觉正常，唇色红润，精力充沛，不易疲劳，耐受寒冷，睡眠良好，食欲良好，大小便正常。舌淡红，苔薄白，脉和有神。

　　平和质是理想的人体体质，是健康生命的范本，属于"阴平阳秘，阴阳和谐"状态。平和质的人，阴阳气血调和，患病较少，对自然环境和社会环境适应能力较强。

二、药膳

平和质药膳应用以顺时养生、平补阴阳、调和气血等为主。常用药食原料有山药、莲子、芡实、黄芪、龟甲、乌鸡、桂圆（龙眼）、枸杞、黄精、大枣、薏苡仁等。

1. 怀山药土茯苓炖猪䐑

猪䐑肉 300g，怀山药 5g，土茯苓 5g，花生 5g，黑枣 10个，生姜半块，盐适量。土茯苓、怀山药分别洗净切片，猪䐑肉洗净切块，生姜切片，花生、黑枣洗净。将上述材料一起放进锅内，加入清水，大火煮沸后，改文火煲 2 小时，调入适量食盐即可。

2. 虫草花花胶炖乌鸡

虫草花 50g，花胶 100g，乌鸡半只（约 350g），猪瘦肉200g，桂圆、陈皮、姜适量。乌鸡洗净切成大块，连同猪瘦肉放沸水中稍微滚沸，焯去血水；虫草花、花胶用清水洗净；除花胶外所有材料放入炖盅，加入 6 碗水，以保鲜膜封住，炖 3小时后，加入花胶，再炖 1 小时即可。

3. 百草脱骨鸡

茯苓、百合、龙眼肉、芡实、枸杞子、山楂、白果、花椒各 3g，蜂蜜少许，母鸡 1 只，鸡汤适量。母鸡处理干净，把龙眼肉、芡实、枸杞子、山楂、白果、花椒粉碎，用布包住煎煮，过滤去渣，取得药汁；母鸡放入砂锅，倒入药汁、蜂蜜、鸡汤，小火慢炖，煮熟即可。

4. 南瓜饮

绿豆 50g，老南瓜 500g，盐适量。绿豆洗净，趁水未干时加入盐少许（3g左右）搅拌均匀，腌渍几分钟后，用清水冲洗干净；南瓜去皮、瓤，洗净，切成2cm³的块；锅内加水500mL煮沸，先下绿豆煮沸2分钟，淋入少量凉水，再煮沸，将南瓜块入锅，盖上锅盖，小火煮至绿豆开花，加入少许盐调味即可。

第二节　气虚质

一、气虚质的特点

平素气短懒言，语音低怯，精神不振，肢体容易疲乏，易出汗，舌淡等，脉象虚缓。

二、药膳

1. 黄芪童子鸡

取童子鸡1只洗净，用纱布袋包好生黄芪9g，取一根细线，一端扎紧纱布袋口，置于锅内，另一端则绑在锅柄上。在锅中加姜、葱及适量水煮汤，待童子鸡煮熟后，拿出黄芪包，加入盐、黄酒调味，即可食用。

2. 四君蒸鸭

嫩鸭1只，党参30g，白术15g，茯苓20g，调料适量。隔水蒸，吃肉喝汤。

3. 人参莲肉汤

白人参10g，莲子15枚，冰糖30g。将白人参与去心莲子肉放碗内，加水适量浸泡至透，再加入冰糖，置蒸锅内隔水蒸炖1小时左右，早晚餐服食。

4. 人参莲米粥

人参粉3g，莲米10g，大米50g，白砂糖适量。将莲米、大米淘净，加清水适量煮粥，待熟时调入人参粉、白砂糖，再煮一二沸服食。

5. 山药粥

将山药30g和粳米180g一起入锅加清水适量煮粥，煮熟即可。

6. 党参黄芪粥

党参20g，黄芪30g，粳米100g。将党参、黄芪切片，入锅加水煮汁，与粳米煮成稠粥。

7. 四君子粥

党参、白术、茯苓各10g，炙甘草5g，大米50g，白糖或蜂蜜少许。将诸药水煎取汁，加大米煮粥，待熟时调入白糖或蜂蜜少许，再煮一二沸服食，每日1～2次。

8. 四君子酒

红参15g，白术、茯苓各10g，炙甘草5g，白酒500mL，冰糖30g。将诸药及冰糖同置白酒中，密封浸泡，每日摇动数次，一周后即可饮用，每次20～50mL，饭前饮服。

9. 四君子冲剂

党参、炒白术、茯苓各200g，炙甘草、大枣各100g，干姜8g。将上6味水煎2次，第1次煎1.5小时，第2次煎1小时，两液合并，文火浓缩后，加入蔗糖粉，制成颗粒，干燥即成。每次15g，每日3次，温开水冲饮。

10. 参苓白术散

人参、白术、白茯苓、炙甘草各100g，山药、白扁豆各

75g，莲米、薏苡仁、砂仁、桔梗各 50g，陈皮 20g。将诸药共研细末，混匀备用，每取 6g，大枣煎汤送服，或调入稀粥中服食。每日 2～3 次。

11. 补中益气粥

黄芪 15g，党参、当归、白术各 10g，炙甘草、陈皮、升麻、柴胡各 5g，大米 50g，食盐或白糖适量。将诸药水煎取汁，加大米煮粥，食盐或白糖调服。每日 2～3 次。

12. 人参黄瓜炒鸡丁

人参 15g，黄瓜 50g，鸡脯肉 200g，冬笋 25g，调料适量。将人参浸软、切片；黄瓜切片；鸡脯肉切丁；冬笋切丝。将鸡丁加食盐、味精、蛋清及淀粉适量拌匀，置热油锅中划散后，下人参、黄瓜、笋、姜、葱等，煸炒至熟后，食盐、味精调味，香菜梗入锅，翻炒两三下即可，佐餐服食。

13. 人参酒

白人参 30g，白酒 500g。将人参切片，置入白酒中，密封浸泡 1 周后饮服，每日早晚各 1 次，每次 5～20mL。待酒将尽时，再加酒浸渍，如此反复，直至参味淡薄时，取参嚼食。

14. 参苓粥

人参 5g 或党参 12g，茯苓 9g，生姜 3g，粳米 100g（2 人份）。人参或党参、茯苓以 5 碗水煎取药汁 2 碗（重复 2 次），将药汁与粳米、生姜同煮。

第三节　阳虚质

一、阳虚质的特点

不耐寒邪，总是手脚发凉，胃脘部怕冷，衣服比别人穿得多，耐受不了冬天寒冷、夏天空调房间的冷气，喜欢安静，吃（喝）凉的东西总会感到不舒服，容易大便稀溏，小便清长，易阳痿、性功能低下。

二、药膳

1. 人参胡桃汤

人参 6g，胡桃肉 15g，生姜 5 片，大枣 7 枚。将人参、胡桃肉（去壳不去衣）切细，加水与生姜、大枣同煎，连煎 2 次，将 2 次煎液混合均匀，分 2～3 次服用。

2. 当归生姜羊肉汤

当归 20g，生姜 30g，冲洗干净，用清水浸软，切片备用。羊肉 500g 剔去筋膜，放入开水锅中略烫，除去血水后捞出，切片备用。当归、生姜、羊肉放入砂锅中，加清水、料酒、食盐，旺火烧沸后撇去浮沫，再改用小火炖至羊肉熟烂即成。

3. 韭菜炒胡桃仁

胡桃仁 50g 开水浸泡去皮，沥干备用。韭菜 200g 择洗干净，切成寸段备用。麻油倒入炒锅，烧至七成热时，加入胡桃仁，炸至焦黄，再加入韭菜、食盐，翻炒至熟。

4. 升压粥

桂枝、炙甘草、肉桂各 9g，大米 100g，白糖 25g。三味药装入布袋扎口，与大米同入锅熬粥，熬好后加入白糖即可。

5. 狗肉粥

狗肉 250g，生姜 3g，粳米 100g，调料适量。狗肉洗净剁成碎末，放入清水中煮沸，除去水面的泡沫，放入生姜片、粳米煮粥，成黏稠状时放盐、味精即可。

6. 鸡睾双鞭汤

鸡睾丸 10 枚，狗鞭 10g，牛鞭 100g，枸杞子、菟丝子、肉苁蓉各 15g，公鸡肉 150g，调料适量。将二鞭顺尿道剖开，洗净，切片；公鸡肉洗净、切块，与诸药同放入锅中，加清水适量煮沸后，去浮沫，调入老姜、葱、椒、料酒、鸡睾丸等。文火煮至鞭肉烂熟，食盐、味精调服。可单独食用，又可佐餐服食。

7. 苁蓉温阳汤

肉苁蓉 30g，枸杞子 15g，羊肉 250g，羊肾 2 对，调料适量。将羊肾去筋膜，剖开洗净、切块；羊肉洗净、切块，同放入锅中，加清水适量沸后，去浮沫，下猪脂、羊脂、葱、姜、椒、木香、陈皮、草果各适量。文火炖至羊肉烂熟后，食盐、味精调服。

8. 狗鞭公鸡汤

狗鞭 10g，公鸡 1 只，羊肉 150g，调料适量。将狗鞭顺尿道剖开、洗净，放油锅中炸酥；公鸡去毛杂、洗净；羊肉洗净、切块，放入沸水中余透。将狗鞭、羊肉同纳入鸡腹中，置锅中，加清水及葱、姜、椒、料酒、陈皮、桂皮等。文火炖至鸡肉烂熟后，食盐、味精调服。

9. 五子壮阳汤

枸杞子、菟丝子、沙苑子、蛇床子、韭菜子各 10g，羊肉、公鸡肉各 500g，调料适量。将羊肉、公鸡肉洗净、切块，放入沸水中余透，诸药布包，同放入锅中，加清水适量炖至二肉烂熟后，去药包，葱、姜、椒、盐、料酒、味精等调味，再煮一二沸服食。

10. 三鞭鹿肉汤

狗鞭、牛鞭、鹿鞭各 15g，鹿肉 500g，枸杞子 10g，调料适量。将三鞭顺尿道剖开，洗净，放油锅中炸酥，切片；鹿肉洗净、切块，放入沸水中余透。锅中放大油适量烧热后，下三鞭及鹿肉煸炒，而后下葱、姜、椒、陈皮、桂皮、苹果及清水适量，在煮沸后倒入锅中，文火煨至肉烂熟后，食盐、味精调服。

11. 温阳益肾酒

核桃肉、葡萄干、枸杞子、杜仲各 60g，龙眼肉、全当归、川牛膝、白茯苓各 50g，鹿茸、冬虫夏草各 10g，高粱酒 5000g。将诸药同置酒中，加冰糖 150g，密封浸泡 15 ～ 20 天后即可饮用，每日午、晚各 1 次，每次 15 ～ 20mL。酒饮完后续加酒浸泡，直至味淡为止。

12. 狗肾助阳酒

海狗肾、黄狗肾各 15g，红参 30g，鹿茸、冬虫夏草各 5g，白酒 1500g，冰糖适量。将诸药同置白酒中，加入冰糖，密封浸泡 15 ～ 20 天后即可开启饮用。每日 2 次，每次 15 ～ 20mL。饮完后续加酒，直至味淡为止。

13. 参附茯苓粥

党参 20g，熟附子 8g，茯苓 10g，粳米 100g。将以上 3 味药煎汁备用，粳米淘净，加水煮成稠粥，当粥成时，兑入药汁，搅拌均匀再煮 3 分钟即可食。

14. 桂姜羊肉汤

羊肉 200g，肉桂 2g，生姜 15g，丁香 2g，胡椒粉 0.5g；羊肉洗净切薄片，与生姜、肉桂、丁香、盐、米酒（适量）同入锅里，加水适量，先以武火烧沸后改为文火炖煮至羊肉熟烂，趁热加入胡椒粉、味精，调匀即可食。

15. 桂附烧香肉

香肉（狗肉）500g，熟附子 10g，生姜片 30g，肉桂粉 1.5g，水发白笋片 80g，干辣椒 5g，胡椒粉 0.5g，酱油、葱、小茴香、陈皮、大料适量。先将附片、生姜入锅，加水适量，浓煎两次，提取浓缩液 60mL 备用；再将香肉剁成 2～2.5cm 大小的方块，入锅煮至八成熟后，捞出放在大碗内，加酱油、辣椒、大料、陈皮、小茴香，添清汤入蒸屉内蒸烂取出；另把白笋片、姜、葱切成丝；炒锅内放入豆油，当油热时放入姜、葱爆锅，添汤，并放入酱油、味精、盐、老酒、醋、胡椒粉、白糖、白笋片丝、炸过的香肉及浓煎药汁，汤汁将沸时，加盖，微火焖 5 分钟，开盖翻转，汤汁尽时，将香肉块盛盘中，并在香肉上浇上原汤汁后即可食。

第四节　阴虚质

一、阴虚质的特点

经常感觉身体、脸上、手脚心发热，皮肤干燥，眼睛干涩，口干咽燥，面颊潮红或偏红，容易失眠，便秘盗汗，舌红少津。

二、药膳

1. 莲子百合煲瘦肉

用莲子（去心）20g，百合 20g，猪瘦肉，加水适量同煲，肉熟烂后用盐调味食用。

2. 蜂蜜蒸百合

将百合 120g，蜂蜜 30g 拌和均匀，蒸至熟软，时含数片，后嚼食。

3. 黄芪生地黄炖鳖肉

鳖肉 250g，生地黄 20g，黄芪 15g。将带裙边的鳖肉切块，加入生地黄、黄芪、葱、姜、水，炖至肉烂，加盐与味精，食肉喝汤。

4. 沙参玉竹老鸽汤

老鸽 2 只，沙参 20g，玉竹 20g，麦冬 15g，姜 5g。老鸽洗净去内脏，上药洗净一同放入锅中，加水适量，武火煮沸，再用文火炖至鸽肉熟烂即可。

5. 麦冬甘草粥

麦冬 15g，甘草 10g，大米 100g。将麦冬去心，甘草切片，与大米一起熬粥。

6. 冰糖燕窝粥

燕窝 10g，粳米 100g，冰糖 20g。将燕窝泡发洗净后，与粳米同入锅熬粥，调入冰糖溶化后即可食用。

7. 芝麻粥

芝麻 20g，粳米 50g。将芝麻炒熟，用粳米熬粥，粥成后加入芝麻调匀即可。

8. 红杞蒸鸡肚

枸杞子 15g，鱼肚 30g，母鸡 1 只，调料适量。将鱼肚发开、洗净；母鸡去毛杂、洗净，用沸水氽透，取出用凉水冲洗干净，将枸杞子、鱼肚放入鸡腹中，放入盆内，鸡腹朝上，然后放入清汤及葱、姜、椒、料酒、胡椒粉等，封口放入锅中大火蒸 2 小时后取出，调味服食。

9. 天冬黄精粥

天冬、黄精各 30g，大米 100g，冰糖适量。将天冬、黄精水煎取汁，加大米煮粥，冰糖调服，每日 2 次。

10. 地黄蜂蜜膏

鲜地黄 5000g，蜂蜜适量。将鲜地黄洗净，捣烂取汁，按每 100g 加蜂蜜 15g 的比例混匀，文火收膏，装瓶备用。每取 10g，早晚温开水冲饮或调入稀粥中，加冰糖适量调服。

11. 桑汁粥

鲜桑仁 1000g，糯米 80g。将鲜桑仁洗净、捣汁，加清水适量与糯米煮粥服食，可加白糖适量调味，每日 2 次，早晚空腹服食。

12. 枸杞鱼胶粥

枸杞子、鱼鳔胶各 10g，大米 100g，白糖适量。将大米淘净，同枸杞子一同煮粥。待沸后调入鱼鳔胶，煮至粥成时，加入白糖，再煮一二沸服食，每日 1 剂，分 2 次服完，连续 7～10 剂。

13. 枸麦花生粥

枸杞子 10g，麦冬 15g，花生 50g，大米 100g，白糖适量。将大米淘净，加清水适量煮沸后，纳入枸杞子、麦冬、花生煮至粥成，白糖调味，每日 2 剂，早晚服食，连食 10～15 天。

14. 鸭汁百合粥

白鸭 1 只，百合 30g，大米 50g，调料适量。将白鸭去毛杂、洗净、切块，放入锅中，加清汤及调味品，煮至白鸭烂熟后，去渣取鸭汁，纳入百合、大米煮粥，食盐调服，鸭肉取出后佐餐服食，分 3 次食完，隔日 1 剂，连续服 7～10 剂。

15. 百合胡桃花生粥

百合、胡桃仁各 15g，花生仁 30g，大米 100g，白糖适量。胡桃仁、花生仁炒香备用。先取大米煮粥，待沸后下百合、胡桃仁、花生仁煮至粥熟，白糖调服，每日 1 剂，连续服 7～10 剂。

16. 双羊杞地粥

羊肉、羊肾各 100g，枸杞叶 500g，熟地黄 15g，大米 150g，调料适量。将羊肉洗净、切细；羊肾去筋膜、洗净、切丁；大米淘净；诸药布包，同入锅中，加清水适量煮沸后，文火炖至肉烂粥熟，去药包，食盐、味精、葱、姜等调服，每日 1 剂，分 2 次食完，连续服 7～10 剂。

17. 鸽蛋百合银耳汤

鸽蛋或鹌鹑蛋 10 枚，百合 30g，银耳 15g，莲米 20g，冰糖适量。将鸽蛋煮熟，去壳备用。先取银耳发开，与百合、莲米、冰糖等加水适量同炖至汤浓时下鸽蛋，再煮一二沸即成，每日 1 剂，分次服食，连续服 7～10 天。

18. 百合玉竹地黄汤

野百合、玉竹各 30g，生地黄 15g，蜂蜜 20g。先将百合洗净，剥取鳞片，用沸水烫过（备用）；再将玉竹、生地黄均洗净、切片，与百合同入锅中，浓煎 2 次，去渣合并滤液，兑入蜂蜜即可。

19. 麦冬沙参粥

麦冬、北沙参各 30g，粳米 100g，冰糖 30g。先将麦冬、北沙参洗净、切片，煎汤取汁备用；把粳米淘洗干净入锅，加水适量，用文火煮成稠粥，粥将成时加入麦冬沙参汁及冰糖，再煮二沸可食。

20. 桑椹枸杞酒

桑椹子 50g，枸杞子 40g，熟地黄 50g，低度白酒 1000mL；先将熟地黄洗净切碎，与洗净的桑椹子、枸杞子同入白酒中，密封瓶口，每天振摇 1～2 次，浸泡两周开始饮用，每次 15mL，1 日 2 次。

第五节　痰湿质

一、痰湿质的特点

身重乏力，容易困倦，久睡不醒，出汗多而黏腻，手足心潮湿多汗，面部油腻感，嘴里常有黏黏的或甜腻的感觉，平时痰多，大便不爽。

二、药膳

1. 山药冬瓜汤

山药 50g，冬瓜 150g 至锅中慢火煲 30 分钟，调味后即可饮用。

2. 清茶蒸鲫鱼

活鲫鱼 400g，绿茶 5g。将绿茶放入去内脏的鲫鱼腹中，平放鱼盘中，加猪油、绍酒、盐、鸡汤、葱段、姜片，上旺火蒸 10 分钟。把鱼汁倒出，加热，放味精、胡椒粉拌匀，浇在鱼上即可。

3. 赤豆鲤鱼汤

将活鲤鱼 1 尾（约 800g）去鳞、鳃、内脏，并将赤小豆 50g，陈皮 10g，辣椒 6g，草果 6g 填入鱼腹，放入盆内，加适量料酒、生姜、葱段、胡椒，食盐少许，上笼蒸熟即成。

4. 神仙鸭

鸭子 1 只，大枣、莲子各 49 粒，苦杏仁 15g，人参 3g，绍酒、酱油、食盐、味精适量。隔水蒸，吃肉喝汤。

5. 橘皮粥

橘皮 15g，粳米 100g。橘皮先煮 20 分钟，去渣留汁，将粳米放入橘皮汁中煮粥，成稠状时加适量白糖。

6. 三物化痰粥

薏苡仁 30g，炒扁豆、山楂各 15g，白糖适量。将三味入水煮至熟烂成粥加入白糖即可。

7. 藿砂鲫鱼羹

鲫鱼 100g，藿香、砂仁各 6g，陈皮、辣椒、葱白、大蒜各 12g，胡椒 3g，酱油、味精各适量。先将鲫鱼去鳞、鳃、内脏，并洗净；将上述药及调料拌匀，装入鱼腹里，放入油锅煎熟，加适量水烧沸，再改小火（文火）煨成羹后可食。可每日晚餐后食一碗。

8. 莲子薏苡仁粥

莲子（去心）30g，薏苡仁 20g，粳米 100g。先将前两种洗净，粳米淘净，三品共煮成粥即可食。

9. 藿蔻槟榔粒

槟榔 250g，藿香、白豆蔻、砂仁、丁香各 12g，陈皮 25g。先将槟榔剁成黄豆大颗粒，并把其他 5 种中药同放入锅内，加热炒香，加水适量，用武火（大火）煮沸，后用文火（小火）将药液烧干，取出槟榔颗粒，弃去其他药渣即放瓶内备用，每日三餐饭后嚼 10 ～ 15 粒槟榔，一定要常嚼服，坚持月余取效。

第六节　湿热质

一、湿热质的特点

面部和鼻尖油光发亮，易生粉刺、疮疖，常感到口苦、口臭或嘴里有异味，大便黏滞不爽，小便有发热感，尿色发黄，女性常带下色黄，男性阴囊潮湿多汗。舌红苔黄腻，脉滑数。

二、药膳

1. 凉拌马齿苋

采新鲜马齿苋 100g，清水洗净，切断，用少许酱油、麻油拌匀食用。

2. 泥鳅炖豆腐

泥鳅 500g 去鳃及内脏，冲洗干净后放入锅中，加清水煮至半熟，再加豆腐 250g，食盐适量，炖至熟烂即成。

3. 荷叶莲藕炒豆芽

莲子（水发）50g，鲜荷叶 200g，鲜藕节 100g，绿豆芽

150g，食盐、味精适量。水发莲子与鲜荷叶加水熬汤。素油烧热，入鲜藕节（切丝）煸炒至七成熟，投莲子、绿豆芽，加入荷叶、莲子汤适量，调盐、味精至熟食。

4. 赤小豆粥

赤小豆 50g，粳米 150g，食盐、味精适量，熬粥。

5. 荷叶粥

鲜荷叶 1 张，粳米 50g，冰糖 50g。新鲜荷叶洗净，放水 1000mL，煮 20 分钟，去渣留汁，用汁煮粥，粥成时放入冰糖屑。

6. 绿豆藕

粗壮肥藕 1 节，去皮并冲洗干净备用。绿豆 50g，用清水浸泡后取出，装入藕孔内，放入锅中，加清水炖至熟透，调以食盐进食。

第七节　血瘀质

一、血瘀质的特点

面色晦暗或有色素沉着，口唇暗淡或紫，眼眶黯黑，肌肤甲错，或刺痛，痛处固定不移，舌体黯紫有瘀点，脉细涩。皮肤干燥粗糙，常在不知不觉中出现紫瘀斑。

二、药膳

1. 益母草煮鸡蛋

益母草 30 ～ 60g，鸡蛋 2 个。每天 1 剂，连用 5 ～ 7 天。

2. 三七蒸鸡

母鸡 1 只（约 1500g），三七片 20g，姜、葱、料酒、盐各适量。隔水蒸，吃肉喝汤。

3. 糯米甜醋炖猪脚

把猪脚洗干净，斩块，先用开水焯一下去血水。锅中放糯米甜醋半瓶、去皮生姜若干块（不要切片）、去皮熟鸡蛋若干个、猪脚，然后加入清水，放在火上炖三四个小时。每天可以吃 1 ～ 2 小碗，喝醋吃猪脚、鸡蛋。

4. 红花鱿鱼面

红花 10g，鱿鱼 50g，挂面 250g。红花洗净，鱿鱼发透洗净切片，葱切段，姜切片。锅放武火上烧油，放葱、姜爆香，下鱿鱼、红花炒香，加水适量煮熟，加盐、鸡精做成汤卤。清水煮挂面，将菜卤倒入即可。

5. 黑豆川芎粥

川芎 10g 用纱布包裹，与生山楂 15g、黑豆 25g、粳米 50g 一起入水煎煮熟，加适量红糖，分次温服。

6. 丹参芹菜粥

丹参 15g，芹菜 60g，粳米 150g。丹参切片，芹菜切段，葱切碎。粳米、丹参、芹菜放入锅内煮粥，加葱花、盐、鸡精搅匀即可。

7. 蜜饯山楂

生山楂 500g，蜂蜜 250g。山楂洗净煮至七成熟，水将耗干时加入蜂蜜，以小火煮熟收汁即可。

8. 山楂红糖汤

山楂 10 枚，冲洗干净，去核打碎，放入锅中，加清水煮约 20 分钟，调以红糖进食。

9. 当归三七鸡

当归、三七各 15g，丹参 25g，老母鸡 1 只。先将三种中药洗净，分别切片，备用。母鸡宰杀、去毛及内脏，洗干净。将三种中药放入鸡腹内，并用粗线缝合，放在砂锅内，加水适量，先武火煮沸，改文火煨至鸡肉熟烂为度，捞出药渣，并加调味品。吃肉喝汤，每日 2 次，每次一小碗，不必多量多用。

10. 丹参桃仁粥

丹参 25g，桃仁 15g，葱白 3 茎，粳米 100g。先将丹参、桃仁放入砂罐中，加水煎煮，取药汁约 800mL，去渣。将葱白切丝。再用药汁同粳米煮粥，待粥熟时，再加入葱白丝搅匀即可食用。可长期食，早晚当饭食之。

11. 三七红糖饮

三七粉 3g，山楂 30g，红糖 15g。先将鲜山楂洗净去籽后切片，放入电热杯里，加入三七粉及红糖，加入适量水，待电热杯插头插入电源，加热沸开 5 分钟后切断电源，待晾温之后，代茶饮，每日 1 剂，常饮取效。

第八节　气郁质

气郁质是以气机郁滞为主要特征的一种偏颇体质。此类患者长期处于气郁偏颇状态，虽也属于正常状态，但当处于疾病状态时，体质的倾向性会使患者在病理上多肝气郁结、痰郁化热、气滞血瘀、气滞痰蕴、肝郁脾虚等。

饮食调摄在气郁质抑郁症的综合防治中有举足轻重的作用。饮食调摄对气郁质抑郁症的防治具有"润物细无声"之效，其副作用小，制作简单方便，且能长期服用，对于体质的改善有较好的作用。

适合气郁质抑郁症的原料有丁香、香橼、山楂、代代花、佛手、栀子、砂仁、橘红、陈皮、夏枯草、西红花、玫瑰花、姜黄等。上述药食同源原料均具有理气疏肝解郁之效，现代药理学研究表明上述原料具有一定程度的抗抑郁作用，且因其性味归经及所含营养成分不同而抗抑郁作用机制不同。如西红花性平味甘，理气解郁，其成分西红花苷能够提高海马中的神经肽前体蛋白质水平；佛手、香橼疏肝行气，合用能改善抑郁大鼠下丘脑-垂体-甲状腺（HPT）轴及下丘脑-垂体-肾上腺（HPA）轴功能。

此外，中医药在几千年的发展中积累了丰富的改善气郁质抑郁症的食疗药膳方，如玫瑰糕、木香饮、丹参佛手汤、麦芽山楂饮等。这些食疗药膳方，制作简单，原料易得，且价格低廉，适合长期服用。如玫瑰糕，主要原料及其比例为玫瑰酱2份、大米粉5份、糯米粉5份及白糖2份，其能理气活血开郁，适合气郁质抑郁症患者。

第九节　特禀质

有报道显示特禀质多发生以下疾病：宿疾、禀性不耐；过敏体质者易患哮喘、荨麻疹、花粉症及药物过敏等；遗传性疾病如血友病、先天愚型等；胎传性疾病如五迟（立迟、行迟、发迟、齿迟和语迟）、五软（头软、项软、手足软、肌肉软、口软）、解颅、胎惊等。目前对特禀质人群的常见美容问题研究较多，此类人群易出现皮肤过敏、哮喘、鼻炎、荨麻疹等。

特禀质的美容原则是益气固表、养血养颜。药物美容代表方为玉屏风散、消风散、过敏煎等，常用药物有黄芪、白术、荆芥、防风、蝉蜕、乌梅、益母草、当归、生地黄、黄芩、牡丹皮等。

食疗举例：特禀质的美容疗法主要是针对过敏性损美疾病，饮食宜不含致敏物质的食物，如少食荞麦、蚕豆、白扁豆、牛肉、鹅肉、鲤鱼、带鱼、蛤蚌类、田螺、牡蛎肉、贝类、鲍鱼、虾、蟹、海螵蛸、海参、酒、辣椒等。美容药膳可服用如薏苡仁山药粥、黄芪红枣汤、玉屏风粥、人参黄芪粥，对特禀质人群出现的皮肤过敏、过敏性鼻炎等有改善作用。

第二章　二十四节气养生药膳

二十四节气是把一年内太阳在黄道上的位置变化和引起的地面气候的演变次序分为二十四段，每段约隔半个月，分别在十二个月里面。在月首的叫"节气"，在月中的叫"中气"，所谓"气"就是气象、气候的意思。这二十四个节气的名称和顺序是立春、雨水、惊蛰、春分、清明、谷雨、立夏、小满、芒种、夏至、小暑、大暑、立秋、处暑、白露、秋分、寒露、霜降、立冬、小雪、大雪、冬至、小寒、大寒。其中立春、春分、立夏、夏至、立秋、秋分、立冬、冬至是用来划分一年四季的；"二分""二至"是季节转折点，"四立"表示季节的开始。

"药膳"是食物加药物，但它又不是食物与中药的简单相加，而是在中医辨证配膳理论指导下，由药物、食物和调料三者精制而成的一种既有药物功效，又有食品美味，用以防病治病、强身益寿的特殊食品。通俗地说，用食物和中药来调节身体功能，也就是给人体输送营养，便于令人们在生活、工作中不断消耗掉的精力和能量得到及时补充，在提高抗病能力和抗衰老能力的同时，达到健康延年的目的。滋补有讲究，进补是为了补充身体的不足，也就是身体缺少什么营养物质就进补什么。在治疗方面，药膳具有扶正祛邪的作用，帮助疾病早愈。在预防方面，药膳具有增强抗病毒能力的作用，减少疾病的发生。在养生方面，药膳具有延缓衰老的作用，延年益寿。

在应用药膳时要根据自己体质的寒、热、虚、实，辨证选择，更重要的是要因人、因时、因地制宜，才能较好地发挥药膳的作用。我们在这里着重讨论药膳的因时制宜。众所周知，二十四节气是我国古人用来计时的重要方法之一。那么，在不同的节气我们该如何选择养生药膳呢?

第一节　立春

立春,是二十四节气之首,每年 2 月 4 日或 5 日太阳到达黄经 315°时为立春。立春之日,晚上 7 点时仰望星空,可见北斗七星的斗柄正指向东北方向,即方位角 45°的地方,古人称为寅(八卦方位之一)的方向。

一、节气养生要点

春季养生要顺应春天阳气生发,万物始生的特点,注意保护阳气,着眼于一个“生”字。按自然界属性,春属木,与肝相应。肝的生理特点是主疏泄,在志为怒,恶抑郁而喜条达。

在春季精神养生方面,要力戒暴怒,更忌情怀忧郁,做到心胸开阔,乐观向上,保持心情愉悦。同时要充分利用、珍惜春季大自然“发陈”之时,借阳气上升,万物萌生,人体新陈代谢旺盛之机,通过适当调摄,使春阳之气得以宣达,代谢功能得以正常运行。

二、养生药膳

有目的地选择一些柔肝养肝、疏肝理气的中药和食品,中药如地黄、首乌、枸杞、郁金、丹参、延胡索等,食品选择辛温发散的大枣、豆豉、葱、香菜、花生、韭菜等灵活地进行配料选膳。可选择三丝油润枸杞芽、地黄粥、首乌肝片、虾仁韭菜、地黄羊肾粥、杜仲杞鹑汤等。

下面介绍三丝油润枸杞芽的做法。

组成：枸杞芽 500g，枸杞 5g，火腿丝 10g，香菇丝 10g，冬笋丝 10g，高汤 200mL，食用盐少许。

做法：锅中加清水煮沸，将枸杞芽焯水 1 分钟去除青涩味，沥水后装入盘中备用；起锅将猪油融化，舀入提前准备好的高汤，在家也可用鸡汁或浓汤宝代替；可根据个人喜好，放入适量的冬笋丝、火腿丝、香菇丝，可加少许盐，文火烧煮 2 分钟；出锅前放入洗净后的枸杞，瞬间颜值拉满，更为整道菜注入了灵魂；淋上高汤，一份精美的三丝油润枸杞芽就制作完成了，味道非常清爽可口。

第二节　雨水

雨水是二十四节气中的第二个节气，每年的 2 月 19 日前后太阳黄经达 330°时是二十四节气的雨水。此时，气温回升，冰雪融化，降水增多，故取名为雨水。雨水节气一般从 2 月 18 日或 19 日开始，到 3 月 4 日或 5 日结束。雨水和谷雨、小雪、大雪一样，都是反映降水现象的节气。

一、节气养生要点

在雨水节气之后，随着降雨有所增多，寒湿之邪最易困着脾脏。同时湿邪留恋，难以去除，故雨水前后应当着重养护脾脏。雨水节气中，地湿之气渐升，且早晨时有露、霜出现。

这种变化无常的天气，容易引起人的情绪波动，乃至心神不安，影响人的身心健康，对高血压、心脏病、哮喘患者更是不利。为了消除这些不利因素，除了应当继续进行"春捂"外，还应采取积极的精神调摄养生锻炼法。保持情绪稳定对身心健康有着十分重要的作用。

二、养生药膳

针对这样的气候特点，饮食调养要考虑脾胃升降生化功能，用升发阳气之法调补脾胃，又由于此时气候较阴冷，可以适当地进补，如蜂蜜、大枣、山药、银耳等都是适合这一节气的补品。可选择姜烧鱼腥草母油鸭、决名菊花钩藤粥、地黄乌鸡煲、首乌枸杞煨珍肝等。

下面给大家介绍一下姜烧鱼腥草母油鸭的做法。

组成：整鸭 1600g，鱼腥草 200g，姜片 100g，老抽 30mL，生抽 30mL，料酒、糖、盐适量。

做法：①准备好以上食材，将生姜切片备用。②起锅烧油，放入姜片煸炒爆。③放入一大勺清水，将鸭子没入水中，大火开始烧煮。④母油是一种介于生抽与老抽之间的酱油。我们可以将生抽、老抽按照 1∶1 的比例调和为汤。⑤同时，可根据个人喜好放入适量的白糖、食用盐和料酒，起到去腥提鲜的作用。⑥待汤底煮沸后，再转用微火煮至酥烂，约 40 分钟后进行着色。⑦装入砂锅备用，放入择洗好的鱼腥草，淋上汤底继续焖煮 10 分钟。10 分钟后，一道色泽鲜亮、口味醇香、香气浓郁的姜烧鱼腥草母油鸭就制作完成了。

第三节 惊蛰

惊蛰：3月5日，气温回暖，春雷震响，蛰伏在土里泥里的各种冬眠动物醒过来，开始活动。惊蛰时节，我国有些地区已是桃花红、李花白，黄莺鸣叫、燕飞来的时节，大部分地区都已经进入春耕季节。

一、节气养生要点

1. 多吃清淡食物：由于惊蛰后的天气明显变暖，不但各种动物开始活动，微生物也开始生长繁殖，所以人们需要进行饮食调养，增强体质以抵御病菌或病毒的侵袭。惊蛰节气是传染病多发的日子，要预防季节性的传染病的发生，应多吃清淡食物，如糯米、芝麻、蜂蜜、乳品、豆腐、鱼、蔬菜、甘蔗等。

2. 早睡早起：春天万物复苏，应该早睡早起，散步缓行，在春光中舒展四肢，呼吸新鲜空气，舒展阳气，以顺应春阳萌生的自然规律，使自己的精神愉悦，同时增强体质，提高人体的抗病能力，保持身体健康。

3. 少酸多甘：春天是属肝的季节，肝气容易亢奋，食物五味中酸味可以助肝气，多吃会造成肝气过旺，不仅身体不适，而且会损伤脾胃，使吃下的食物不易消化，所以此时要少吃酸梅、话梅等零食。糯米、黑米、燕麦、南瓜、红枣、桂圆等甘味食物要多吃，甘味最宜补脾气，脾脏强健了反过来可以滋养肝气。

4. 多吃梨。

5. 缓慢运动：惊蛰过后，身体各脏器的功能都还未恢复到最佳状态，特别是关节和肌肉还没有得到充分的舒展，因此此时不宜进行激烈的运动，应选择走路、慢跑、打太极拳等比较和缓的运动方式。

二、养生药膳

惊蛰的饮食原则是保阴潜阳，可以适当选用一些补品，以提高人体的免疫功能。一般应选服具有调血补气、健脾补肾、养肺补脑作用的补品。如川贝母海蜇皮猪瘦肉汤、绵茵陈蛇舌草煲鲫鱼、鹌鹑汤、白木耳煮麻雀、清补菜鸭、枸杞银耳羹、荸荠萝卜汁、枸杞蛇肉汤、虫草山药烧牛髓、扁豆粥等。或食用一些海参、龟肉、蟹肉、银耳、雄鸭、冬虫夏草等，燥烈辛辣之品应少吃。阴虚体质者可选择银耳海参汤、虫草银耳煨水鸭、糯米蟹肉卷等；阳虚体质者可选择羊肉煨附子、枸杞煨地羊等。

下面给大家介绍两款药膳。

1. 川贝母海蜇皮猪瘦肉汤

组成：川贝母 12g，海蜇皮 80g，猪瘦肉 200g，生姜 3 片。

做法：川贝母、海蜇皮分别洗净，稍浸泡，晾干；猪瘦肉洗净。与生姜一起下瓦煲，加水 1750mL（7 碗量），武火煲沸改文火煲 1 个半小时，下盐便可。为 2～3 人量。

功效：祛痰湿、止鼻鼾、消痰涎。春湿困重时，平素鼻鼾声重的人此时更重；平素少鼻鼾声的人此时亦有。鼻鼾多因痰多或肥胖引起。川贝母为有名的化痰止咳药，能清燥化痰、散结除热、润肺止咳，以其配伍海蜇皮煲猪瘦肉则有化痰涎、顺肺气、止鼻鼾的作用。

2. 绵茵陈蛇舌草煲鲫鱼

组成：绵茵陈 20g，蛇舌草 20g，鲫鱼 1 条（400 ～ 500g），猪瘦肉 100g，蜜枣 2 个，生姜 3 片。

做法：各药物浸泡、洗净并蜜枣去核；鲫鱼宰洗净，煎至微黄。与生姜一起下瓦煲，加水 2500mL（10 碗量），武火煲沸改文火煲 2 小时，下盐、油便可。为 3 ～ 4 人量。

功效：清肝热、祛湿困。绵茵陈性平、微寒、味苦，有清热利湿、祛黄疸和降血脂、降血压的作用，白花蛇舌草性凉、味甘、淡，具有清热散瘀、消痈解毒的功效，鲫鱼能和胃肠、利水、温中下气，配伍开胃益脾的蜜枣，使其既不寒凉峻利，又祛湿健脾。

第四节　春分

春分是春季 90 天的中分点，南北半球昼夜相等。从这一天起，太阳直射位置渐向北移，南北半球昼夜长短也随之而变，北半球昼长夜短，南半球与之相反。春分一到，雨水明显增多，我国平均地温已稳定通过 10℃，这是气候学上所定义的春季温度。而春分节气后，气候温和，雨水充，阳光明媚。

一、节气养生要点

春分养生贵在平衡。作息既不劳而伤神，也不过于安逸；情志既不亢奋高昂，也不抑郁难舒；饮食既不饱食过度，也不忍饥挨饿。一切以平和为贵，使人与天地处于平衡状态，则百病无从生。

二、养生药膳

药膳可选择桃花馄饨、枸杞田七鸡、香椿豆渣饼、杞米烧茄子、杜仲五味烧羊腰、巴戟杜淮竹丝鸡、海参桃仁豆腐、天然牡蛎汤等。下面介绍两款药膳。

1. 桃花馄饨

制作方法：将桃花做馅，面粉揉成面团，包制成馄饨，煮熟后食之。

功效与应用：此药膳仅仅用桃花一味来起到泻下通便的作用，同时辅助面食，起到养脾护胃的作用。对于年老体弱的人群较为合适。如果觉得此药膳味道过于平淡，也可以在猪肉馅中加入少许桃花，使口感更为柔和，并且药效平缓。

2. 枸杞田七鸡

组成：枸杞子125g，田七10g，母鸡1只（约2000g），猪瘦肉100g，小白菜心250g，面粉150g，生姜、葱白、精盐、绍酒、胡椒粉各适量。

做法：枸杞子洗净；田七4g研末，其余6g润软；母鸡宰杀后去毛，剖腹去内脏，剁去爪，冲洗干净；猪瘦肉洗净剁细；小白菜心清水洗净，用开水焯过，切碎；面粉用水和成包饺子面团；生姜洗净，切成大片，碎块捣姜汁备用；葱洗净，少许切葱花，其余切为段。整鸡入沸水中略焯片刻，捞出用凉水冲洗后，沥干水。将枸杞子、田七片、姜片、葱段塞于鸡腹内。鸡置锅内，注入清汤，入绍酒、胡椒粉，将田七粉撒于鸡脯肉上。用湿棉纸封紧锅口，上笼旺火蒸约2小时。取出，加少许精盐调味，撒上葱花即可。另将猪肉泥加精盐、胡椒粉、绍酒、姜汁和成饺子馅，再加小白菜拌匀。将面团分 20 份擀成饺子皮，包 20 个饺子蒸熟。吃鸡肉、饺子，喝鸡汤。

第五节　清明

清明，乃天清地明之意。自古以来就是人们祭祖扫墓的日子，作为中国人更是重视"祭之以礼"的追远活动。

一、节气养生要点

注意养肝护阳气，保持情志乐观；注意衣物宽松，起居宜夜卧早起；注意饮食清淡，少食酸，多食甘。患有高血压的人在进行养生时，应采用综合调养的方法，如情志调摄。因为本病与情志因素关系密切，在情志不遂，喜怒太过之时，常常影响肝木之疏泄、肾水之涵养。在调摄过程中，应当减轻和消除异常情志反应，移情易性，保持心情舒畅，动作柔和、动中有静的太极拳可作为首选的锻炼方式；避免参加带有竞赛性的活动，以免情绪激动；避免做负重性活动，以免屏气，而引起血压升高等。

二、养生药膳

在饮食调摄方面，须定时定量，不暴饮暴食。对形体肥胖者，须减少甜食，限制热量摄入，多食瓜果蔬菜。对老年高血压患者应特别强调低盐饮食，在降低摄盐的同时，还应增加钾的摄入，如多食用蔬菜、水果类食品。阴虚阳亢证，取野菊花

5～10g，加水煮沸3～5分钟代茶饮。肝肾阴虚证，可选食蜂乳。阴阳两虚证，可取枸杞、胡桃肉、黑芝麻各20g水煎，每日一次与汤同服。药膳可选择鸡汤鱼卷、黄芪汽锅鸡、黄芪杞子炖乳鸽、归参膳鱼煲、山药桂圆炖团鱼、归芎鳝鱼羹等。

下面介绍一下鸡汤鱼卷。

组成：鲜活鲤鱼250g，猪瘦肉30g，鸡蛋清、豌豆各10g，火腿8g，冬笋、鸡汤、料酒、酱油、盐、淀粉、味精各适量。

做法：火腿蒸熟切丝，冬笋切丝，姜、猪瘦肉剁成末，淀粉水调成湿粉，活鱼常规处理，剔去骨刺，片成小长方形鱼片。肉末加入酱油、半个蛋清和料酒、味精、姜末及一半湿淀粉搅拌成馅，剩下的蛋清与湿淀粉调成糊状，把鱼平放在案板上，先抹上一层糊，再放上肉馅，把鱼片卷起来，再涂上少许糊把鱼卷黏住。将鸡汤置于旺火烧开，改为小火，将卷好的鱼卷下入锅内汆一下，去掉浮沫使汤清亮，待鱼卷熟后，再把切好的火腿、冬笋和其他佐料加入汤内，烧开即成。

功效：滋阴润燥，清热利湿。对高血压、冠心病、脑血管病、慢性肾炎、消化不良等都适宜。

第六节　谷雨

谷雨，斗指辰。公历每年的4月20日前后为谷雨节气。谷雨，有"雨水生百谷"的意思，是二十四节气中的第6个节气，也是春季的最后一个节气。常言道"清明断雪，谷雨断霜"，我国大部分地区的平均气温都在12℃以上。谷雨后的气温回升速度加快，从这一天起，雨量开始增多。

一、节气养生要点

首先是起居养生，早晚时要适当加穿衣服，尤其要注意切勿大汗后吹风，以防感冒；过敏体质的人外出时还要预防花粉过敏，预防过敏性鼻炎、过敏性哮喘等的发作。此时阳气渐长，阴气渐消，要早睡早起，不要过度出汗，以调养脏气。其次是精神养生，"谷雨"后，降雨明显增多，空气中的湿度逐渐加大，此时养生要顺应自然环境的变化，通过人体自身的调节使体内环境与外界自然环境的变化相适应，保持人体各脏腑功能的正常。人们应根据自身体质，选择适当的锻炼项目，如慢跑、做操、打球等，也可以到野外春游，这不仅能畅达心胸，怡情养性，而且还能提高身体的新陈代谢，提高心肺功能，增强身体素质，减少疾病的发生。

二、养生药膳

在饮食方面，要多吃性平或微凉、味甘淡的食物，以防春火滋生，同时要忌大辛、大热及海腥类的发物，不吃过腻、过酸及煎炸食品，如辣椒、羊肉、海虾、肥肉、乌梅等，以免火上浇油。药膳可选择参蒸鳝段、参归牛膝炖猪腰、菟丝子团鱼汤、虫草汽锅鸡、虫草蒸猪脑等。

下面介绍参蒸鳝段的做法。

组成：鳝鱼 1000g，党参 10g，当归 5g，熟火腿 150g，食盐、绍酒、胡椒粉、生姜、大葱、味精各适量，清鸡汤 500g。

做法：党参、当归洗净浸润后切片备用；鳝鱼剖后除去内脏，清水洗净再用开水稍烫一下捞出，刮去黏液，剁去头尾，再把肉剁成 6cm 长的段；熟火腿切成大片，姜、葱洗净切片、段备用。锅内入清水，下入一半的姜、葱、绍酒烧沸后，把鳝鱼段倒入锅内烫一下捞出，装入汤钵内，将火腿、党参、当归放于面上，加入葱、姜、绍酒、胡椒粉、食盐，再灌入鸡汤，用绵纸浸湿封口，上蒸笼蒸约一小时至蒸熟为止，取出启封，挑出姜、葱，加入味精调味即成。

功效：温补气血，强健筋骨，活血通络。多用于风寒湿痹引发的腰膝酸痛。

第七节　立夏

立夏，是二十四节气中的第 7 个节气，夏季的第 1 个节气，交节时间在每年公历 5 月 5 ～ 7 日。此时北斗七星的斗柄指向东南方，太阳黄经达 45°。立夏，是标示万物进入旺季生长的一个重要节气。历书曰："斗指东南，维为立夏，万物至此皆长大，故名立夏也。"立夏后，日照增加，逐渐升温，雷雨增多，农作物进入了苗壮成长阶段。

一、节气养生要点

立夏前后，天气渐热，植物繁盛，此季节有利于心脏的生理活动，所以，在夏季养生中要注重对心脏的特别养护。立夏之际，人们常常衣单被薄，即使体健之人也要谨防外感。一旦患病，不可轻易运用发汗之剂，以免汗多伤心。老年人更要注意避免气血瘀滞，以防心脏病的发作。故立夏之时，情宜开怀，安闲自乐，切忌暴喜伤心。

二、养生药膳

膳食调养应以低脂、低盐、多维生素、清淡为主,可选择枸杞莲子鸡、茯苓绿豆粥、杞子三七煨竹丝鸡、鱼腥草炖猪肺、荷叶三七粉蒸肉排、荷叶凤脯等。

下面介绍一下荷叶凤脯。

组成:鲜荷叶两张,火腿30g,剔骨鸡肉250g,水发蘑菇50g,玉米粉12g,食盐、白糖、鸡油、绍酒、葱、姜、胡椒粉、味精、香油各适量。

做法:鸡肉、蘑菇均切成薄片,火腿切成10片,葱切短节,姜切薄片,荷叶洗净,用开水稍烫一下,去掉蒂梗,切成10块三角形备用。蘑菇用开水焯透捞出,用凉水冲凉,把鸡肉、蘑菇一起放入盘内,加盐、味精、白糖、胡椒粉、绍酒、香油、鸡油、玉米粉、葱节、姜片,搅拌均匀,然后分放在10片三角形的荷叶上,再各加一片火腿,包成长方形包,码放在盘内,上笼蒸约两小时,若放在高压锅内只需15分钟即可。出笼后可将原盘翻于另一干净盘内,拆包即可食用。

功效:清肺养心,升运脾气。可作为常用补虚之品,尤适宜夏季食补。

第八节　小满

小满,二十四节气中的第8个节气,也是夏季的第2个节气。小满,斗指甲,太阳达黄经60°,于每年公历5月20～22

日交节。小满之名，有两层含义。第一，与气候降水有关。小满节气期间南方的暴雨开始增多，降水频繁；民谚云"小满小满，江河渐满"。小满中的"满"，指雨水之盈。第二，与农业小麦有关。在北方地区小满节气期间降雨较少甚至无雨，这个"满"不是指降水，而是指小麦的饱满程度。

一、节气养生要点

1. 宜健脾祛湿：脾主运湿，脾胃功能好，就能把多余的湿气运化出去。此时养生的重点就应该放在健脾祛湿上。

2. 防热病湿疹：此时天气闷热潮湿，为皮肤病发作提供了条件，易引发脚气、湿疹等疾病。因此，饮食上应以清淡为主，同时注意衣物材质的选择。

3. 按揉足三里。

4. 忌心神不宁：小满时风火相煽，人们易感到烦躁不安，此时要调适心情，以防情绪剧烈波动后引发高血压、脑血管意外等心脑血管病。

5. 午睡且睡勿贪凉：晚上睡觉时，要注意保暖，避免着凉受风而患感冒。同时也应当顺应夏季阳消阴长的规律，适当增加午睡时间，保证有充足的睡眠时间，以保持精力充沛。

6. 注意"防热防湿"：小满过后，天气逐渐炎热起来，雨水开始增多，预示着闷热、潮湿的夏季即将来临。此时，大自然中阳气已经相当充实，也处于一个"小满"的状态。根据此气候的特点，此时养生的重点是要做好"防热防湿"的准备。

二、养生药膳

在饮食调养上，均宜以清爽清淡的素食为主，常吃具有清利湿热作用的食物。药膳可选择冬瓜草鱼煲、荸荠蒸肉饼、银花莲子粥、麦冬竹叶粥、木瓜生姜炖凤肝、玉米须麦冬煨大枣等。

下面介绍一下冬瓜草鱼煲。

组成：冬瓜 500g，草鱼 250g，食盐、味精、植物油各适量。

做法：冬瓜去皮，洗净切三角块，草鱼剖净，留尾洗净待用。先用油将草鱼（带尾）煎至金黄色，取砂锅一个，其内放入清水适量，把鱼、冬瓜一同放入砂锅内，先武火烧开后，改用文火炖两小时左右，至汤见白色，加入食盐、味精调味即可食用。

功效：平肝，祛风，利湿，除热。

第九节　芒种

芒种，是二十四节气的第 9 个节气，夏季的第 3 个节气，干支历午月的起始。斗指巳，太阳黄经达 75°，于每年公历 6 月 5～7 日交节。芒种的含义是"有芒之谷类作物可种，过此即失效"。这个时节气温显著升高，雨量充沛，空气湿度大，适宜晚稻等谷类作物的种植。农事耕种以"芒种"这节气为界，过此之后种植成活率就越来越低。它是古代农耕文化对于节令的反映。

一、节气养生要点

1. 早起晚睡，适当接受阳光照射，避开太阳直射；可以午睡，时间以 30 分钟至 1 个小时为宜。

2. 及时补充水分，以防脱水和中暑。

3. 加强对心脏的保养。尤其是老年人要保持平和心态、情志畅达。

二、养生药膳

饮食以清淡、易消化、富含维生素为主，可多吃一些清热利湿的食物，比如苦瓜、草莓、西红柿、冬瓜等。药膳可选择香菇冬瓜球、首乌鲤鱼汤、三七莲子炖猪脾、玉米木耳粥、马齿苋绿豆汤等。

下面介绍一下香菇冬瓜球。

组成：香菇、鸡汤、淀粉各适量，冬瓜 300g，植物油、精盐、姜、味精、麻油各适量。

做法：香菇水发，洗净，冬瓜去皮洗净，用钢球勺挖成圆球待用，姜洗净切丝。锅内放入适量植物油烧热，下姜丝煸炒出香味，入香菇继续煸炒数分钟后，倒入适量鸡汤煮开，将冬瓜球下锅烧至熟时，用水淀粉勾芡，翻炒几下放入味精，淋上香油，即可出锅。

功效：补益肠胃，生津除烦。

第十节　夏至

夏至，是二十四节气的第 10 个节气。斗指午；太阳黄经 90°；于公历 6 月 21 ～ 22 日交节。夏至是太阳北行的转折点，夏至过后太阳直射点开始从北回归线（北纬 23°26′）向南移动。

对于我国位于北回归线以北地区来说，夏至过后，正午太阳高度开始逐日降低；对于我国位于北回归线以南地区来说，正午太阳高度在夏至过后经南返的太阳再次直射后才开始逐日降低。气温高、湿度大、不时出现雷阵雨，是夏至后的天气特点。

一、节气养生要点

1. 晚睡早起中午打个盹

夏至是阳气最旺的时节，要顺应阳盛于外的特点，注意保护阳气，力争每天午睡半小时左右，可以保持良好的精神状态。

2. 调整呼吸，整理好情绪

夏天气温高，容易使人烦躁或倦怠，所以要保持神清气和，快乐欢畅，心胸宽阔。像万物生长需要阳光那样，对外界事物要有浓厚的兴趣，培养乐观外向的性格，以利于气脉的通泄。切忌情绪大起大落、为小事大发脾气，以免加重甚至诱发心脏病。

3. 运动宜在清晨或傍晚凉爽时

夏季清晨或傍晚天气较凉爽，场地选择在河湖水边、公园、庭院等空气新鲜的地方。锻炼的项目以散步、慢跑、太极拳、广播操为好。若运动过激，可导致大汗淋漓，汗泄太多，不但伤阴气，也会损阳气，还易中暑。

二、养生药膳

炎热季节饮食应清淡为宜，早晚喝点粥，可以生津止渴，补养身体。同时，苹果、葡萄、木瓜、枇杷这类平和的水果适合各种体质的人享用；除了饮食清淡，因苦味食物具有除燥祛湿、清凉解暑、促进食欲等作用，还可多吃苦菜类蔬菜，如苦瓜、香菜等。药膳可选择凉拌莴笋、乌梅小豆汤、蒲公英麦冬薏苡仁粥、鲫鱼猪血粥、枳椇炖水鸭、菊香文蛤盅等。

下面介绍一下凉拌莴笋。

组成：鲜莴笋350g，葱、香油、味精、盐、白糖各适量。

做法：莴笋洗净去皮，切成长条小块，盛入盘内加精盐搅拌，腌一小时，滗去水分，加入味精、白糖拌匀。将葱切成葱花撒在莴笋上，锅烧热放入香油，待油热时浇在葱花上，搅拌均匀即可。

功效：利五脏，通经脉。

第十一节　小暑

小暑，是二十四节气的第 11 个节气，是干支历午月的结束以及未月的起始。斗指辛，太阳到达黄经 105°，于每年公历 7 月 6 ～ 8 日交节。暑，是炎热的意思，小暑为小热，还不十分热。小暑虽不是一年中最炎热的时节，但紧接着就是一年中最热的节气大暑，民间有"小暑大暑，上蒸下煮"之说。我国多地自小暑起进入雷暴最多的时节。小暑开始进入伏天，所谓"热在三伏"，三伏天通常出现在小暑与处暑之间，是一年中气温最高且又潮湿、闷热的时段。季风气候是我国气候的主要特点，夏季受来自海洋暖湿气流的影响，我国多地高温潮湿多雨。

一、节气养生要点

当小暑之季，气候炎热，人易感心烦不安，疲倦乏力，在自我养护和锻炼时，我们应按五脏主时，夏季为心所主而顾护心阳，平心静气，确保心脏功能的旺盛，以符合"春夏养阳"之原则。夏季又是消化道疾病多发季节，在饮食调养上要改变饮食不节、饮食不洁、饮食偏嗜的不良习惯。饮食应以适量为宜。过饥，则摄食不足，化源缺乏，而致气血不足，引起形体倦怠消瘦，正气虚弱，抵抗力降低，继发其他病症；过饱，会超过脾胃的消化、吸收和运化功能，导致饮食阻滞，出现脘腹胀满、嗳腐泛酸、厌食、吐泻等食伤脾胃之病。夏季饮食不洁是引起多种胃肠道疾病的元凶，如痢疾、寄生虫病等疾病，若进食腐败变质的有毒食物，还可导致食物中毒，引起腹痛、吐泻，重者出现昏迷或死亡。

二、养生药膳

饮食清淡，少辛辣，忌油腻；加强营养，多吃富含维生素的食物，还要多吃养心、护心的食物；用荷叶、茯苓、扁豆、薏苡仁、猪苓、泽泻、木棉花等材料煲成的汤粥非常适合此时节食用；不可一味追求吃苦瓜等凉性食物，还需佐以葱、姜、蒜、香菜、韭菜等辛温之物。药膳可以选择素炒豆皮、蚕豆炖牛肉、西瓜西红柿汁、砂仁鲫鱼汤、洋参枣煨全鸭、冬虫夏草鸭、海底椰炖甲鱼等。

下面介绍几款常用药膳。

1. 素炒豆皮

组成：豆皮两张，植物油、食盐、葱、味精各适量。

做法：豆皮切丝，葱洗净切丝。油锅烧至六成热，葱丝下锅，烹出香味，将豆皮丝入锅翻炒，随后加食盐，炒数分钟后，加味精，淋上香油搅匀起锅。

功效：补虚，止汗。适合多汗、自汗、盗汗者食用。

2.蚕豆炖牛肉

组成：鲜蚕豆或水发蚕豆 120g，牛瘦肉 250g，食盐少许，味精、香油各适量。

做法：牛肉切小块，先在水锅内氽一下，捞出淋水，在砂锅内放入适量的水，待水温时，牛肉入锅，炖至六成熟，将蚕豆入锅，开锅后改文火，放盐煨炖至肉、豆熟透，加味精、香油，出锅即可。

功效：健脾利湿，补虚强体。

3.西瓜西红柿汁

组成：西瓜半个，西红柿 3 个（大小适中）。

做法：西瓜去皮、去籽，西红柿沸水冲烫，剥皮去籽。两者同时绞汁，两液合并，随量饮用。

功效：清热、生津、止渴。对于夏季感冒，口渴，烦躁，食欲不振，消化不良，小便赤热者尤为适宜。

第十二节　大暑

大暑，是二十四节气的第 12 个节气，夏季最后一个节气。小暑后 15 日斗指丙为大暑；太阳黄经为 120°；公历 7 月 22 ～ 24 日交节。"暑"是炎热的意思，大暑，指炎热之极。大暑相对于小暑，更加炎热，是一年中日照最多、最炎热的节气，"湿热交蒸"在此时到达顶点。大暑气候特征：高温酷热，雷暴、台风频繁。

一、节气养生要点

大暑，是一年中最热的节气。酷暑多雨，暑湿之气容易乘虚而入，且暑气逼人，心气易于亏耗，尤其是老人、儿童、体虚气弱者往往难以将养，而导致疰夏、中暑等病。如果出现全身明显乏力、头昏、心悸、胸闷、注意力不集中、大量出汗、四肢麻木、口渴、恶心等症状时，多为中暑先兆。一旦出现上述症状，应立即将患者移至通风处休息，给患者喝些淡盐开水或绿豆汤、西瓜汁、酸梅汤等。夏季预防中暑的方法：合理安排工作，注意劳逸结合；避免在烈日下曝晒；注意室内降温；睡眠要充足；讲究饮食卫生。有条件的人，进入夏季后，宜常服用一些芳香化浊、清解湿热之方，如鲜藿香叶、佩兰叶各 10g，飞滑石、炒麦芽各 30g，甘草 3g，水煎代茶饮。也可在暑热之季服用一些人丹、十滴水等。

夏季养生，水也是人体内十分重要的不可缺少的健身益寿之物。除水之外，酒、汤、果汁等都可称为饮品。合理选用都能对人体起到很好的强身健体作用。

二、养生药膳

盛夏阳热下降，水气上腾，湿气充斥，故在此季节，感受湿邪者较多。在中医学中，湿为阴邪，其性趋下，重浊黏滞，易阻遏气机，损伤阳气，食疗药膳以清热解暑为宜。药膳可选择炝拌什锦、绿豆南瓜汤、百合粥、黄鸟知花五味肚、荷莲八宝鸭、天麻煲鱼头、马齿苋阿胶汤、海底椰炖水鸭等。

下面介绍两款药膳。

1. 炝拌什锦

组成：豆腐 1 块，嫩豆角 50g，西红柿 50g，木耳 15g，香油、植物油、精盐、味精、葱末、花椒各适量。

做法：将豆腐、豆角、西红柿、木耳均切成丁。锅内加水烧开，将豆腐、豆角、西红柿、木耳分别焯透（西红柿略烫即可），捞出淋干水分，装盘备用。炒锅烧热，入植物油，把花椒下锅，炝出香味，再将葱末、盐、西红柿、味精同入锅内，搅拌均匀，倒在烫过的豆腐、豆角、木耳上，淋上香油搅匀即可。

功效：生津止渴，健脾清暑，解毒化湿。

2. 绿豆南瓜汤

组成：绿豆 50g，老南瓜 500g，食盐少许。

做法：绿豆清水洗净，趁水气未干时加入食盐少许（3g 左右）搅拌均匀，腌制几分钟后，用清水冲洗干净。南瓜去皮、瓤用清水洗净，切成 2cm³ 的块待用。锅内加水 500mL，烧开后，先下绿豆煮沸两分钟，淋入少许凉水，再煮沸，将南瓜入锅，盖上锅盖，用文火煮沸约 30 分钟，至绿豆开花，加入少许食盐调味即可。

功效：绿豆甘凉，清暑、解毒、利尿，配以南瓜生津益气，是夏季防暑的最佳膳食。

第十三节 立秋

"始惊三伏尽，又遇立秋时。"立秋，是二十四节气的第 13 个节气，是秋季的第 1 个节气，大暑之后，时序到了立秋，暑去凉来，标志着孟秋时节正式开始。

一、节气养生要点

《素问·脏气法时论》曰："肺主秋……肺欲收，急食酸以收之，用酸补之，辛泻之。"可见酸味收敛肺气，辛味发散泻肺，秋天宜收不宜散，所以要尽量少吃葱、姜等辛味之品，适当多食酸味果蔬。秋时肺金当令，肺金太旺则克肝木，故《金匮要略》又有"秋不食肺"之说。秋季燥气当令，易伤津液，故饮食应以滋阴润肺为宜。《饮膳正要》说："秋气燥，宜食麻以润其燥，禁寒饮食。"更有人主张入秋宜食生地黄粥，以滋阴润燥。总之，秋季时节，可适当食用芝麻、糯米、粳米、蜂蜜、枇杷、菠萝、乳品等柔润食物，以益胃生津。

二、养生药膳

1. 黄精煨肘

组成：黄精 9g，党参 9g，大枣 5 枚，猪肘 750g，生姜 15g，葱适量。

做法：黄精切薄片，党参切短节，装纱布袋内，扎口；大枣洗净待用。猪肘刮洗干净入沸水锅内焯去血水，捞出待用。姜、葱洗净拍破待用。以上食物同放入砂锅中，注入适量清水，置武火上烧沸，撇尽浮沫，改文火继续煨至汁浓肘黏，去除药包，肘、汤、大枣同时装入碗内即成。

功效：补脾润肺。对脾胃虚弱、饮食不振、肺虚咳嗽、病后体弱者尤为适宜。

2. 醋椒鱼

组成：黄鱼 1 条，香菜、葱、姜、胡椒粉、黄酒、麻油、味精、鲜汤、白醋、盐、植物油各适量。

做法：黄鱼洗净后剖成花刀纹备用，葱、姜洗净切丝。油锅烧热，鱼下锅两面煎至见黄，捞出淋干油；锅内放少量油，热后，将胡椒粉、姜丝入锅略加煸炒，随即加入鲜汤、酒、盐、鱼，烧至鱼熟，捞起放入深盘内，撒上葱丝、香菜；锅内汤汁烧开加入白醋、味精、麻油搅匀倒入鱼盘内即可。

功效：健脾开胃，填精，益气。

第十四节　处暑

处暑，是二十四节气的第 14 个节气，也是秋季的第 2 个节气。处暑，即为"出暑"，表示炎热的酷暑结束，三伏已过或接近尾声，日期在每年的 8 月 22 ～ 24 日。处暑，处在由热转凉的交替时期，自然界的阳气由疏泄趋向收敛，人体内阴阳之气的盛衰也随之转换，此时起居作息也要相应调整。

一、节气养生要点

处暑时节要防"秋燥"与"秋乏"。处暑后，天气往往较为干燥、少雨，人体皮肤可能会因此而变得紧绷，甚至起皮脱屑，毛发枯燥无光泽，头皮屑变多，嘴唇干燥或裂口，或者产生大便干结等症状，这种现象就是所谓的"秋燥"，处暑的"秋燥"属于温燥，气候变化差异大，常使某些疾病在这时候复发或加重，如气喘、过敏性鼻炎等。另外，由于早晚温差大，极易感冒。俗话说，春困、秋乏、夏打盹。"处暑"期间，天气由热转凉，很多人都会有懒洋洋的疲劳感，也就是"秋乏"，秋乏是一种自然现象。"处暑"节气正处在由热转凉的交替时期，自然界的阳气由疏泄趋向收敛，人体内阴阳之气的盛衰也随之转换。

饮食方面特别提出要多吃一些寒凉多汁的蔬菜、水果和流食，如黄瓜、西红柿、冬瓜、百合、白萝卜、胡萝卜、梨、苹果、葡萄、荸荠、甘蔗、柑橘、香蕉、柿子、菠萝、罗汉果、大枣，以及汤、粥等。这不但有利于维生素的补充，还能够增加水分的摄入，对"秋燥"有很好的预防效果。饮食上要尽可能少吃花椒、辣椒等辛热食物，更不宜吃烧烤食品，以免加重秋燥的症状。增加水和流食的摄入，提倡早晨起床后喝 1 杯白开水，早餐时喝 1 杯豆浆，午餐时喝 1 碗汤，晚餐时喝 1 碗粥，睡前半小时喝 1 杯牛奶；同时上下午各喝两杯茶。

二、养生药膳

1. 芝麻菠菜

组成：鲜菠菜 500g，熟芝麻 15g，盐、香油、味精各适量。

做法：菠菜去根洗净，在开水锅中滚烫一下，捞出浸入凉水中，凉后捞出淋干水分，切成段，放入盘内，分别加入盐、味精、香油，搅拌均匀，再将芝麻撒在菠菜上即可。

功效：补肝益肾，开胸润燥。

2. 百合脯

组成：生百合 60g，蜂蜜 2 汤勺。

做法：将百合清水洗净放入碗内，浇上蜂蜜，放入蒸锅内蒸 30 分钟出锅，或烘干或风干即可。分 7 次睡前服用。

功效：清心安神。适于睡眠不宁，惊悸易醒者。

3. 梨粥

组成：梨 2～3 个。

做法：洗净后去核切碎加大米 100g，加水煮粥。

功效：梨，味甘酸、性凉，有生津润燥、清热化痰的功效，大米健脾益气，两者同煮为粥，具有益气健脾、滋阴润燥的作用，可作为预防秋燥的保健食品。

第十五节　白露

白露是二十四节气中的第 15 个节气，这个节气表示孟秋时节的结束和仲秋时节的开始，是反映自然界气温变化的重要节令。据《月令七十二候集解》对"白露"的诠释——"水土湿气凝而为露，秋属金，金色白，白者露之色，而气始寒也"。

一、节气养生要点

白露节气已是真正的凉爽季节的开始，要避免鼻腔疾病、哮喘病和支气管病的发生。应发挥某些食物的特异性作用，使之直接用于某些疾病的预防。如用葱白、生姜、豆蔻、香菜可预防治疗感冒；用甜菜汁、樱桃汁可预防麻疹；白萝卜、鲜橄榄煎汁可预防白喉；荔枝可预防口腔炎、胃炎引起的口臭症；红萝卜煮粥可预防头晕等。

白露即为典型的秋季气候，我们就不能不考虑到秋季的气候特点——干燥，也就是人们常说的"秋燥"。我们讲燥邪伤人，容易耗人津液，而出现口干、唇干、鼻干、咽干及大便干结、皮肤干裂等症状。预防秋燥的方法很多，可适当地多服一些富含维生素的食品，也可选用一些宣肺化痰、滋阴益气的中药，如人参、沙参、西洋参、百合、杏仁、川贝母等，对缓解秋燥多有良效。对普通大众来说，简单实用的药膳、食疗似乎更容易接受。在此介绍几则药膳、食疗方。

二、养生药膳

1. 柚子鸡

组成：柚子（越冬最佳）1个，公鸡1只，精盐适量。

做法：公鸡去毛、内脏洗净，柚子去皮留肉。将柚子放入鸡腹内，再放入锅中，上锅蒸熟，出锅时加入精盐调味即可。

功效：补肺益气，化痰止咳。

2. 香酥山药

组成：鲜山药500g，白糖125g，豆粉100g，植物油750g（实耗150g），醋、味精、淀粉、香油各适量。

做法：山药洗净，上锅蒸熟，取出后去皮，切一寸长段，再一剖两片，用刀拍扁。锅烧热倒入植物油，等油烧至七成热时，投入山药，炸至发黄时捞出待用。烧热锅，放入炸好的山药，加糖和水两勺，文火烧5～6分钟后，即转武火，加醋、味精、淀粉勾芡，淋上香油起锅装盘即成。

功效：健脾胃，补肺肾。对于脾虚食少，肺虚咳嗽、气喘者更为适合。

3. 银杏鸡丁

组成：银杏（白果）100g，无骨嫩鸡肉250g，蛋清2个，高汤、白砂糖、绍酒、淀粉、味精、香油、食盐、油、葱各适量。

做法：白果去壳，在油锅内煸炒至六成熟，捞出剥去薄衣待用。鸡肉切成1cm³的小丁，放在碗内加入蛋清、食盐、淀粉搅拌均匀。炒锅烧热放油（量要多些），待油烧至六成熟时，将鸡丁下锅用勺划散，放入白果继续翻炒，至熟后连油一同倒入漏勺内沥去油。再在锅内倒入少量油，将葱段煸炒，随即烹入绍酒、高汤、食盐、味精，把加工过的白果鸡丁倒入锅内翻炒，用湿淀粉勾薄芡，出锅前淋入香油，搅拌均匀起锅装盘即成。

功效：补气养血，平喘止带。

第十六节　秋分

《春秋繁露·阴阳出入上下篇》中说："秋分者，阴阳相半也，故昼夜均而寒暑平。"秋分之"分"为"半"之意。"秋分"的意思有二：①昼夜时间均等，太阳在这一天到达黄经180°，直射地球赤道，因此全球大部分地区这一天的 24 小时昼夜均分，各 12 小时。秋分过后，太阳直射点开始由赤道进入南半球，北半球开始昼短夜长，一天中白昼短于黑夜；北极附近也即将迎来一年中连续 6 个月的漫漫长夜与连续 6 个月不灭的星空。②气候由热转凉。按中国古代以立春、立夏、立秋、立冬为四季开始的季节划分法，秋分日居秋季 90 天之中，平分了秋季。

一、节气养生要点

秋分节气，人们在养生中也应本着阴阳平衡的规律，使机体保持"阴平阳秘"的原则。在饮食调养上，不同的人有其不同的宜忌，如对于那些阴气不足，而阳气有余的老年人，则应忌食大热峻补之品；对发育中的儿童，如无特殊原因也不宜过分进补；对痰湿质人应忌食油腻；木火质人应忌食辛辣；对患有皮肤病、哮喘的人应忌食虾、蟹等海产品；对胃寒的人应忌食生冷食物等。不论是哪种人，其实质都应防止实者更实、虚者更虚而导致阴阳失调。饮食调养方面要体现"虚则补之，实则泻之""寒者热之，热者寒之"的原则。

二、养生药膳

1. 甘蔗粥

组成：甘蔗汁 800mL，高粱米 200g。

做法：甘蔗洗净榨汁，高粱米淘洗干净，将甘蔗汁与高粱米同入锅中，再加入适量的清水，煮成薄粥即可。

功效：补脾消食，清热生津。

2. 海米炝竹笋

组成：竹笋 400g，海米 25g，料酒、盐、味精、高汤、植物油各适量。

做法：竹笋洗净，用刀背拍松，切成 4cm 长段，再切成一字条，放入沸水锅中焯去涩味，捞出过凉水。将油入锅烧至四成热，投入竹笋稍炸，捞出沥干油。锅内留少量底油，把竹笋、高汤加盐略烧，入味后出锅；再将炒锅放油，烧至五成熟，下海米烹入料酒、高汤少许，加味精，将竹笋倒入锅中翻炒均匀装盘即可。

功效：清热消痰，祛风排毒。

3. 西芹百合炒南瓜

组成：西芹、百合、南瓜、盐、糖、鸡精。

做法：鲜百合掰开成一瓣一瓣，清水洗一下。西芹洗净去掉表皮，去掉根部后切成小段。南瓜削皮去籽，切片。起锅烧水，水开后放一点盐和油，下西芹和百合焯水一两分钟，捞出备用；热油放蒜爆香，倒入南瓜片，中火翻炒至微软，紧接着加入西芹、百合翻炒一下，放少许盐、糖、鸡精调味；最后加准备好的两勺水淀粉勾点薄芡即可出锅装盘。

第十七节　寒露

寒露，是二十四节气的第 17 个节气，秋季的第 5 个节气。斗指戊；太阳到达黄经 195°；在每年公历 10 月 7～9 日交节。寒露，是深秋的节令，干支历戌月的起始。寒露的到来意味着此时气温较"白露"时更低，露水更多，气候由凉爽逐渐转入寒冷下雪。寒露时节，古时有赏菊、饮菊花酒、登高等习俗。

一、节气养生要点

寒露气候由热转寒，万物随寒气增长而逐渐萧落，这是热与冷交替的季节。在自然界中，阴阳之气开始转变，阳气渐退，阴气渐生，我们人体的生理活动也要适应自然界的变化。中医学在四时养生中强调"春夏养阳，秋冬养阴"。当气候变冷时，正是人体阳气收敛，阴精潜藏于内之时，故应以保养阴精为主。

肺在五行中属金，故肺气与金秋之气相应，"金秋之时，燥气当令"，此时燥邪之气易侵犯人体而耗伤肺之阴精，如果调养不当，人体会出现咽干、鼻燥、皮肤干燥等一系列的秋燥症状。所以暮秋时节的饮食调养应以滋阴润燥（肺）为宜。此时，应多食用芝麻、糯米、粳米、蜂蜜、乳制品等柔润食物，同时增加鸡、鸭、牛肉、猪肝、鱼、虾、大枣、山药等以增强体质；少食辛辣之品，如辣椒、生姜、葱、蒜类，因过食辛辣宜伤人体阴精。

二、养生药膳

1. 百枣莲子银杏粥

组成：百合 30g，大枣 20 枚，莲子 20g，银杏 15 粒，粳米 100g，冰糖适量。

做法：莲子先煮片刻，再放入百合、大枣、银杏、粳米，煮沸后，改用小火煮至粥稠时加入冰糖稍炖即成。

功效：养阴润肺，健脾和胃。

2. 炒山药豆

组成：山药豆适量，蒜苗一小把，干辣椒 4 根，姜 1 块，盐，生抽，花椒粉，蚝油。

做法：水中放一勺面粉搅拌，放入山药豆，用手搓洗表皮泥土，淘洗几遍；山药豆控掉水分，放入蒸锅均匀摊开，中火蒸 20 分钟，蒸熟取出；锅中加适量食用油，放入切好的辣椒段和姜末小火炒香；倒入蒸好的山药豆翻炒，放入 2 勺生抽，少许花椒粉，1 勺蚝油继续翻炒 1 分钟；放入蒜苗段翻炒片刻，调入少许盐混合翻炒，炒至蒜苗段断生即可。

功效：健脾和胃，平补三焦。

3. 山药糯米饼

组成：山药三小段，糯米粉适量。

做法：山药洗净，刮掉外皮，用擦丝板擦成细丝，剁成小段，再加入适量的糯米粉；分次少量地加入糯米粉拌匀，将山药丝粘在一起就行；取适量山药丝，用手整理成小饼，锅内加水，蒸屉上放入山药饼，盖上锅盖；大火烧开水，中火蒸 10 分钟左右即可，夹一块蘸上汁，吃着爽口解腻。

功效：补益脾胃，益气养神。

第十八节　霜降

霜降，是二十四节气中的第 18 个节气，秋季的最后一个节气。斗指戌；太阳黄经为 210°；于每年公历 10 月 23 ～ 24 日交节。进入霜降节气后，深秋景象明显，冷空气南下越来越频繁。霜降不是表示"降霜"，而是表示气温骤降、昼夜温差大。霜降是一年之中昼夜温差最大的时节。霜降节气特点是早晚天气较冷，中午则比较热，昼夜温差大，秋燥明显。霜降节气主要有赏菊、吃柿子、登高远眺、进补等风俗。

一、节气养生要点

霜降之时乃深秋之季，在五行中属金，五时（春、夏、长夏、秋、冬）中为秋，在人体五脏（肝、心、脾、肺、肾）中属肺，根据中医养生学的观点，在四季五补（春要升补、夏要清补、长夏要淡补、秋要平补、冬要温补）的相互关系上，则应以平补为原则，在饮食进补中当以食物的性味、归经加以区别。

秋天的主要气候特点是干燥，白天喝点盐水，晚上则喝蜜水，这既是补充人体水分的好方法，又是秋季养生、抗衰老的饮食良方，同时还可以防止因秋燥而引起的便秘，滋阴润肺宜"平补"。为防止秋燥，可以适当多食用一些甘寒汁多的食物，如梨、柚子、甘蔗、香蕉、柑橘等各类水果，蔬菜可多食胡萝卜、冬瓜、银耳、莲藕及各种豆类制品等。秋燥时节，要注意不吃或少吃辛辣烧烤食品，如辣椒、花椒、桂皮、生姜、葱及酒等，特别是生姜。这些食品属于热性，又在烹饪中失去不少水分，食后容易上火。当然，将少量的葱、姜、辣椒作为调味品，问题并不大。在古代医书中也出现过这样的"警示"："一年之内，秋不食姜；一日之内，夜不食姜。"霜降是秋季的最后一个节气，秋令属金，脾胃为后天之本，此时宜平补，尤其应健脾养胃，以养后天。栗子具有养胃健脾、补肾强筋、活血止血、止咳化痰的功效，是这时的进补佳品。霜遍布在草木土石上，俗称打霜，而经过霜覆盖的蔬菜如菠菜、冬瓜，吃起来味道特别鲜美，霜打过的水果如葡萄就很甜。

二、养生药膳

1. 白果萝卜粥

组成：白果 6 粒，白萝卜 100g，糯米 100g，白糖 50g。

做法：萝卜洗净切丝，放入热水焯熟备用。先将白果洗净与糯米同煮，待米开花时倒入白糖，文火再煮 10 分钟，拌入萝卜丝即可出锅食之。

功效：固肾补肺，止咳平喘。

2. 猴头菇乌鸡汤

组成：猴头菇 3 颗、乌鸡半只、桂圆肉若干、红枣若干、灵芝少许、姜等。

做法：先把猴头菇泡 6 小时，用手抓一下，洗干净放置一旁晾干；再将乌鸡加姜、酒腌渍去腥，沸水焯一遍洗净后切块；最后将乌鸡、猴头菇、其他汤料一起放入汤锅，慢炖 4 小时即可食用。

功效：健脾益胃。

3. 莲藕墨鱼汤

组成：莲藕 500g，莲子 50g，墨鱼干 1～2 只，肥猪肉 50g，陈皮半个，枸杞 20 粒，生姜 3 片。

做法：提前几小时用冷水泡发墨鱼干和莲子；莲藕切段，墨鱼不要拆骨，连骨一起炖；所有原料一起入锅加冷水炖煮，起锅后将墨鱼骨取出。

功效：清心养肝，养血凉血。

第十九节　立冬

立冬，是冬季的第 1 个节气。冬天是天寒地坼，万木凋零，生机潜伏闭藏的季节，人体的阳气也随着自然界的转化而潜藏于内。因此，冬季养生应顺应自然界闭藏之规律，以敛阴护阳为根本。在精神调养上要做到力求其静，控制情志活动，保持精神情绪的安宁，含而不露，避免烦扰，使体内阳气得以潜藏。

一、节气养生要点

饮食调养要遵循"秋冬养阴""无扰乎阳""虚者补之、寒者温之"的古训，也就是说，少食生冷，但也不宜燥热，有的放矢地食用一些滋阴潜阳，热量较高的膳食为宜；同时也要多吃新鲜蔬菜以避免维生素的缺乏，如多吃牛羊肉、乌鸡、鲫鱼，多饮豆浆、牛奶，多吃萝卜、青菜、豆腐、木耳等。这里需要注意的是，我国幅员辽阔，地理环境各异，人们的生活方式不同，同属冬令，西北地区与东南沿海的气候条件迥然有别；冬季的西北地区天气寒冷，进补宜大温大热之品，如牛、羊、狗肉等；而长江以南地区虽已入冬，但气温较西北地区要温和得多，进补应清补甘温之味，如鸡、鸭、鱼类；地处高原山区，雨量较少且气候偏燥的地带，则应以甘润生津之品如果蔬、冰糖为宜。除此之外，还要因人而异，万不可盲目"进补"。

二、养生药膳

1. 虫草蒸老鸭

组成：冬虫夏草5枚，老雄鸭1只，黄酒、生姜、葱白、食盐各适量。

做法：老鸭去毛、内脏，冲洗干净，放入水锅中煮，至水中起沫捞出，将鸭头顺颈劈开，放入冬虫夏草，用线扎好，放入大钵中，加黄酒、生姜、葱白、食盐、清水适量，再将大钵放入锅中，隔水蒸约两小时鸭熟即可（也可用气锅蒸）。

功效：补虚益精，滋阴助阳。

本方以冬虫夏草为主，助肾阳，益精血；以老鸭为辅，滋阴补虚。方中一偏于补阳，一偏于补阴，两者合用，共成补虚益精，滋阴助阳之权威药膳，外感未清者不宜食用。

2. 砂仁豆芽瘦肉粥

组成：砂仁8g，猪瘦肉220g，水发香菇100g，胡萝卜35g，黄豆芽30g，盐6g。

做法：将猪瘦肉洗净切块；水发香菇洗净切片；胡萝卜去皮洗净，切块；黄豆芽洗净备用。净锅上火倒入水，调入盐，先下猪瘦肉、水发香菇、胡萝卜、黄豆芽煲熟。再将砂仁放入锅中，煮5分钟即可关火。

功效：化湿行气，健脾止泻，利尿通淋。

3. 龙马童子鸡

组成：虾仁 15g，海马 10g，子公鸡 1 只，料酒、味精、食盐、生姜、葱、水豆粉、清汤各适量。

做法：将子公鸡宰杀后，去毛杂、洗净、装入大盆内备用；将海马、虾仁用温水洗净，泡 10 分钟，分放在鸡肉上，加葱段、姜块、清汤适量，上笼蒸至烂熟，出笼后，去葱段和姜块，加入味精、食盐，另用豆粉勾芡收汁后，浇在鸡的面上即成。服用时，食海马、虾仁和鸡肉。

功效：补益气血。

第二十节　小雪

小雪，顾名思义，表示降雪开始的时间和程度。"小雪"由于天气寒冷，降水形式由雨变为雪，但此时由于"地寒未甚"故雪量还不大，所以称为小雪。此时阳气上升，阴气下降，而致天地不通，阴阳不交，万物失去生机，天地闭塞而转入严冬。

一、节气养生要点

小雪养生调理以"秋冬养阴"为主旋律，可适当进补，滋养肺肾，起居劳作切勿过度耗伤。多吃富含叶酸食物以防抑郁，小雪之后，进入抑郁多发的季节，应常食菠菜、猕猴桃、牡蛎、橘子、黄豆和深绿色的蔬菜，因为这些食物中都含有叶酸，可以帮助抵抗抑郁。全麦面包、粗面粉制品、谷物、酵母、动物肝脏及水果等富含 B 族维生素的食物，对改善不良情绪及抑郁症也大有裨益；多喝水以防内热的产生，多饮水可以促进新陈代谢，缩短粪便在肠道停留的时间，减少毒素的吸收，溶解水溶性的毒素。最好在每天清晨空腹喝一杯温开水，还能降低血液黏度，预防心脑血管疾病。蜂蜜水可润燥解毒，白萝卜水能清热利尿，梨水可以润肺止咳，都是这个时节不错的选择。小雪过后，可以多吃保护心脑血管的食品，如丹参、山楂、黑木耳、西红柿、芹菜等；降血脂的食品，如苦瓜、玉米、荞麦、胡萝卜等；温补性食物和益肾食品，如腰果、山药、栗子、核桃等。食物烹调可多采用炖食，这样营养流失较少；多食热粥有益健康，如有养心除烦作用的小麦粥、消食化痰作用的萝卜粥、益气养阴作用的大枣粥等。黑色食物补肾防感冒，预防感冒是贯穿冬季养生的主题，而多吃黑色食物不仅能迅速补充热量、防感冒，还能滋补肝肾、清泻内火、保养肌肤。如黑芝麻具有补肝肾、润五脏、益气的作用；黑豆、黑米、黑枣、黑木耳等，也都具有很好的保健功能。

二、养生药膳

1. 玫瑰烤羊心

组成：羊心 1 个，藏红花 6g，鲜玫瑰花 50g 或无糖玫瑰酱 15g，食盐适量。

做法：羊心切片备用。鲜玫瑰花捣烂取汁，放入小砂锅内，加清水适量、藏红花同煮，煮沸后，改文火继续煮 15 分钟浓缩取汁备用。羊心串成串，蘸上玫瑰、红花汁，在火上反复翻烤至羊心熟透即可食用。

功效：本品对心血不足、惊悸不宁、郁闷不舒者有补心解郁之功效。对病后体弱、阴虚便秘、肺热咳嗽者同样适用。

2. 核桃栗子粥

组成：大米 30g，栗子肉 70g，核桃肉 25g，枸杞 15g，陈皮 1g。

做法：首先把栗子、核桃去壳去内皮，与所有食材漂洗干净放入炖盅即可；然后加水至炖盅口 1cm 以下，蒸炖锅内加水至炖功能刻度线；最后将炖盅放入，开启炖功能，时间 2 小时，即可食用。

功效：补益气血，固本扶元。

3. 枸杞红枣乌鸡汤

组成：乌骨鸡、大葱、陈皮、高良姜、草果、枸杞、红枣、料酒。

做法：把乌鸡去除内脏和羽毛后清洗干净，剁成小块，然后把大葱切段，把准备好的一些中药陈皮、高良姜、草果用纱布包起来；砂锅内放水，将纱布包和鸡块放进去，加料酒、葱、枸杞、红枣同煮；旺火煮沸后改用中小火炖熟、炖烂，然后捞出纱布包和葱段即可。

功效：温中益气、补肝益肾、延缓衰老、强健筋骨，对于月经不调、女性的缺铁性贫血也有很好的改善作用。

第二十一节　大雪

大雪，是二十四节气中的第 21 个节气，是冬季的第 3 个节气，标志着仲冬时节的正式开始；太阳到达黄经 255°。《月令七十二候集解》说："大雪，十一月节，至此而雪盛也。"

一、节气养生要点

大雪是"进补"的好时节，素有"冬天进补，开春打虎"的说法。冬令进补能提高人体的免疫功能，促进新陈代谢，使畏寒的现象得到改善。冬令进补还能调节体内的物质代谢，使营养物质转化的能量最大限度地贮存于体内，有助于体内阳气的升发，俗话说"三九补一冬，来年无病痛"。此时宜温补助阳、补肾壮骨、养阴益精。冬季食补应供给富含蛋白质、维生素和易于消化的食物。大雪节气前后，柑橘类水果大量上市，像蜜橘、柚子、脐橙、雪橙都是当季水果。适当吃一些可以防治鼻炎，消痰止咳。大雪时北半球各地日短夜长，因而有农谚"大雪小雪、煮饭不息"等说法，用以形容白昼短到了农妇们几乎要连着做三顿饭的程度。可常喝姜枣汤抗寒；吃橘子、用薄荷油防治鼻炎，消痰止咳。

二、养生药膳

1. 枸杞炒肉丝

组成：枸杞子20g，猪瘦肉100g，青笋20g，油、盐、砂糖、味精、绍酒、麻油、干淀粉、酱油各适量。

做法：枸杞子洗净待用。猪瘦肉、青笋洗净切丝，拌入少量淀粉。炒锅烧热用油滑锅，再加入适量的油，将肉丝、笋丝同时下锅翻炒，烹入绍酒，加入砂糖、酱油、食盐、味精搅匀，放入枸杞子翻炒至熟，淋上麻油即可起锅。

功效：滋阴补血，滋肝补肾。

这是药食合用、阴血双补、明目健身的药膳方，对于体虚乏力、贫血、神衰、性功能低下、糖尿病患者，均有强身益寿之效。

2. 火腿烧海参

组成：水发海参200g，火腿50g，素油、黄酒、湿淀粉、白糖、生姜、葱白、酱油、食盐各适量。

做法：海参洗净，切成条块，放入滚水中略烫后捞出备用。火腿切片备用。炒锅烧热放油之后，入葱、姜略炒，再放入海参、火腿翻炒至六七成熟，倒入黄酒、酱油、白糖、清水，小火煨烤，烧至汤汁浓稠时，湿淀粉勾芡即完成。

功效：补血益精，养血充髓。最适宜精血亏虚、产后虚羸、阳痿遗精、虚弱劳怯、久病体虚、衰老瘦弱者。

3. 蒜泥茼蒿

组成：大蒜3瓣，茼蒿250g，味精、食盐、香油适量。

做法：茼蒿洗净，切一寸长段，大蒜捣烂为泥备用，锅内放入清水煮开，茼蒿下锅开水焯3分钟捞出，将蒜泥、味精、食盐、香油同时放入，搅拌均匀盛盘即可。

功效：开胃健脾，降压补脑。

第二十二节　冬至

冬至，又称"长至""一线"，意指这一天我国所处的北半球白昼最短，以后每天白昼渐长，"日短之至，日影长之至"，故称为冬至。

一、节气养生要点

冬至是在每年的农历十二月二十二日或二十三日，这个节气历来备受重视。尤其是中老年人，这时是养生进补、滋养身体的大好时机。《灵枢·天年》曰："六十岁，心气始衰，苦忧悲，血气懈惰，故好卧；七十岁，脾气虚，皮肤枯；八十岁，肺气衰，魄离，故言善误……"这种脏腑、气血、精神等生理功能的自然衰退也会影响心理的变化，表现出常有的孤独垂暮、忧郁多疑、烦躁易怒等心态，正是这种生理、心理上的稳定性、自控性降低，使老年人更容易发生疾病且不易恢复。所以，保健养生方面应提倡精神摄养、饮食调养为主，顺时奉养、起居护养、药物相助为辅的方法。

二、养生药膳

1. 羊肉炖白萝卜

组成：白萝卜 500g，羊肉 250g，姜、料酒、食盐各适量。

做法：白萝卜、羊肉洗净切块备用，锅内放入适量清水将羊肉入锅，开锅后 5 ～ 6 分钟捞出羊肉，水倒掉，重新换水烧开后放入羊肉、姜、料酒、盐，炖至六成熟，将白萝卜入锅至熟。

功效：益气补虚，温中暖下。对腰膝酸软、困倦乏力、肾虚阳痿、脾胃虚寒者更为适宜。

饮食禁忌：吃萝卜时不能和人参、西洋参、首乌同服；羊肉禁与南瓜同食。另外，建议大家多吃山药（蒸、煮均可），它有健脾、补肺、固肾益精的作用。从冬至日起一定要常吃羊肉炖萝卜，这是皇家御膳"冬至"日的首选菜肴。

2. 炒双菇

组成：水发香菇、鲜蘑菇等量，植物油、酱油、白糖、水淀粉、味精、盐、黄酒、姜末、鲜汤、麻油适量。

做法：香菇、鲜蘑菇洗净切片，炒锅烧热入油，下双菇煸炒后，放姜、酱油、糖、黄酒继续煸炒，使之入味，加入鲜汤烧滚后，放味精、盐，用水淀粉勾芡，淋上麻油，装盘即可。

功效：补益肠胃，化痰散寒。这道菜可增强机体免疫功能，对高血脂患者更为适宜。

3. 麻油拌菠菜

组成：菠菜 500g，食盐、麻油适量。

做法：菠菜洗净，开水焯熟，捞出入盘，加入适量食盐，淋上麻油即可。

功效：通脉开胸，下气调中，止渴润燥。

4. "冬补"常用的药膳处方

八珍：当归、地黄、枸杞、芍药、白术、茯苓、大枣、甘草。

四味：当归、芍药、川芎、地黄，或莲子、芡实、山药、茯苓。

单方：人参，当归，田七，杜仲。

做法：将备好的中药装入纱布袋（根据自身情况取八味、四味、单方均可），放进大砂锅内，倒入清水浸泡 30 分钟，把清洗干净的家禽、猪脚、猪腰、鳗鱼、甲鱼等经过处理后，放入砂锅与药同煮。开锅后文火慢炖至有效成分完全渗入汤中，肉中的软骨松软宜嚼，此时药膳煲汤之味的醇香定会令你垂涎三尺。

第二十三节　小寒

有谚语云："小寒大寒，冷成冰团。"小寒表示寒冷的程度，从字面上理解，大寒冷于小寒，但在气象记录中，小寒却比大寒冷，可以说是全年二十四节气中最冷的节气。常有"冷在三九"的说法，而这"三九天"又恰在小寒节气内。

一、节气养生要点

说到进补，自古就有"三九补一冬，来年无病痛"的说法。人们在经过了春、夏、秋近一年的消耗，脏腑的阴阳气血会有所偏衰，合理进补既可及时补充气血津液，抵御严寒侵袭，又能使来年少生疾病，从而达到事半功倍之养生目的。在冬令进补时应食补、药补相结合，以温补为宜。常用补药有人参、黄芪、阿胶、冬虫夏草、首乌、枸杞、当归等；食补要根据阴阳气血的偏盛偏衰，结合食物之性来选择羊肉、狗肉、猪肉、鸡肉、鸭肉、鳝鱼、甲鱼、鲅鱼和海虾等，其他食物有如核桃仁、大枣、龙眼肉、芝麻、山药、莲子、百合、栗子等。

二、养生药膳

1. 山药羊肉汤

组成：羊肉 500g，山药 150g，姜、葱、胡椒、绍酒、食盐各适量。

做法：羊肉洗净切块，入沸水锅内，焯去血水；姜、葱洗净用刀拍破备用；山药片清水浸透与羊肉一起置于锅中，放入适量清水，将其他配料一同投入锅中，大火煮沸后改用文火炖至熟烂即可食之。

功效：补脾胃，益肺肾。

2. 强肾狗肉汤

组成：狗肉 500g，菟丝子 7g，附片 3g，葱、姜、盐、味精各适量。

做法：狗肉洗净切块，置入锅内焯透，捞出待用，姜切片、葱切段备用。锅置火上，狗肉、姜入内煸炒，烹入绍酒炝锅，然后一起倒入砂锅内，同时菟丝子、附片用纱布包好放入砂锅内，加清汤、盐、味精、葱，大火煮沸，改用文火炖两小时左右，待狗肉熟烂，挑出纱布包，即可食用。

功效：暖脾胃，温肾阳。

3. 素炒三丝

组成：干冬菇75g，青椒2个，胡萝卜1根，植物油、白糖、黄酒、味精、盐、水淀粉、鲜汤、麻油各适量。

做法：冬菇水发洗净，挤干水分，切成细条，胡萝卜、青椒洗净切丝。锅内放油烧热，将三丝入锅煸炒后，放黄酒、糖再煸炒，然后加鲜汤、盐，待汤烧开后加味精，用淀粉勾芡，淋上麻油，盛入盘内。

功效：健脾化滞，润燥。

饮食禁忌：狗肉忌与绿豆、杏仁、菱角同食。患有顽固性皮肤瘙痒症者忌食香菇。

4. 丝瓜西红柿粥

组成：丝瓜500g，西红柿3个，粳米100g，葱、姜末、盐、味精各适量。

做法：丝瓜洗净去皮切小片，西红柿洗净切小块备用。粳米洗净放锅内，倒入适量清水置火上煮沸，改文火煮至八成熟，放入丝瓜、葱、姜末、盐煮至粥熟，放西红柿、味精稍炖即成。

功效：清热，化痰止咳，生津除烦。患有痤疮的人可长期食用。

第二十四节　大寒

　　大寒，是二十四节气中的最后一个节气。斗指丑；太阳黄经达 300°；于每年公历 1 月 20 ～ 21 日交节。大寒同小寒一样，也是表示天气寒冷程度的节气，大寒是天气寒冷到极致的意思。

　　在气象记录中虽不像大雪到冬至、小寒期间那样酷冷，但仍处于寒冷时期。古语云："大寒大寒，防风御寒，早喝人参、黄芪酒，晚服杞菊地黄丸。"

一、节气养生要点

　　冬三月是生机潜伏、万物蛰藏的时令，此时人体的阴阳消长代谢也处于相对缓慢的时候，所以此时应该早睡晚起，不要轻易扰动阳气，凡事不要过度操劳，要使神志深藏于内，避免急躁发怒。大寒是冬季六节气之一，此时天气寒冷已极，故名大寒。大寒的养生，要着眼于"藏"。意思是说，人们在此期间要控制自己的精神活动，保持精神安静，把神藏于内不要暴露于外。这样才有利于安度冬季。

　　因为大寒与立春相交接，故在饮食上也应顺应季节的变化。大寒进补的食物量逐渐减少，多添加些具有升散性质的食物，以适应春天万物的升发。广东佛山民间有大寒节瓦锅蒸煮糯米饭的习俗，糯米味甘，性温，食之具有御寒滋补功效。

二、养生药膳

1. 当归生姜羊肉汤

组成：当归 30g，生姜 30g，羊肉 500g。

做法：当归、生姜清水洗净顺切大片备用，羊肉剔去筋膜，洗净切块，入沸水锅内焯去血水，捞出晾凉备用。砂锅内放入适量清水，将羊肉下入锅内，再下当归和姜片，在武火（大火）上烧沸后，撇去浮沫，改用文火（小火）炖 1.5 小时至羊肉熟烂为止。取出当归、姜片，喝汤食肉。

功效：温中，补血，散寒。

2. 红杞田七鸡

组成：枸杞子 15g，三七 10g，母鸡 1 只，姜 20g，葱 30g，绍酒 30g，胡椒、味精各适量。

做法：活鸡宰杀后处理干净，枸杞子洗净，三七 4g 研末、6g 润软切片，生姜切大片，葱切段备用。鸡入沸水锅内焯去血水，捞出淋干水分，然后把枸杞子、三七片、姜片、葱段塞入鸡腹内，把鸡放入气锅内，注入少量清汤，下胡椒粉、绍酒；再把三七粉撒在鸡脯上，盖好锅盖，沸水旺火上笼蒸两小时左右，出锅时加味精调味即可。

功效：补虚益血。其性温和，老年人及久病体虚者，月经、产后血虚者均可食用。

3. 糖醋胡萝卜丝

组成：胡萝卜 250g，姜、糖、醋、盐、味精、植物油各适量。

做法：胡萝卜洗净切丝，生姜切丝备用。炒锅烧热放油（热锅凉油）随即下姜丝，煸炒出香味倒入胡萝卜丝，煸炒两分钟后放醋、糖继续煸炒至八成熟，加入盐至菜熟后入味精调味，盛盘即可。

功效：下气补中，利胸膈，调肠胃，安五脏。西医学研究发现，胡萝卜中含有"琥珀酸钾盐"，是降低血压的有效成分，高血压患者也可榨汁饮用。

4. 牛奶粥

组成：牛奶 250g，粳米 100g。

做法：粳米淘洗干净，放入锅内倒入清水，大火煮沸后，改用文火煮至六成熟，加入牛奶，继续煮成粥。

功效：润肺通肠，补虚养血。

第三章　慢性病防治药膳

第一节　代谢性疾病

代谢性疾病并不是特指某一个疾病，它是一类疾病的总称。一般是指我们人体中一些物质，比如脂肪、糖、蛋白质、嘌呤等代谢的异常，而导致的营养物质累积或缺乏所引起的疾病。我们生活中常见的糖尿病、肥胖、高脂血症都属于代谢性疾病。

一、糖尿病

中医学认为糖尿病属于"消渴病"的范畴，是以多饮、多食、多尿、消瘦等"三多一少"症候群为典型表现的疾病。

（一）概述

糖尿病大半都是 2 型糖尿病，以成年人和老年人多见，病程缓慢，早期症状不明显。中医学认为糖尿病的发病原因很多，以五脏柔弱、饮食失节、情志失调、劳欲过度为主要病因。《黄帝内经太素》云："五脏主藏精，五脏皆柔弱，则津液竭而善病消瘅。"指出了消渴发生的根本原因是先天禀赋不足，五脏柔弱。《素问·奇病论》说："此肥美之所发也，此人必数食甘美而多肥也，肥者令人内热，甘者令人中满，故其气上溢，转为消渴。"说明长期食肥甘厚味，饮食不节会导致脾的运化功能受损，水谷精微难以正常布散，损伤脾的功能，日久则转为消渴。总之，糖尿病的病因病机是复杂的，总体是饮食失节、情志失调、劳欲过度等导致阴津亏损，燥热偏盛。不同的患者体质因素不同，医生治疗时必须对具体情况进行综合分析。本病的主要病机是以机体燥热偏盛，阴津耗损为主。在糖尿病临床诊疗方面，关键条件是控制饮食。正确的饮食可帮助糖尿病患者改善健康状态，恢复脏腑正常功能，预防疾病进一步发展，提高生活质量。

（二）中医药膳

中医药膳汤粥疗法简便易行，安全可靠，是日常家庭生活中辅助治疗糖尿病值得选择的一种方式，具有重要的实践意义。中医药膳汤粥可以针对糖尿病的不同证型、不同阶段，采用合适的药膳汤粥方案，做到辨证施膳、辨体质用膳，对防治糖尿病起到积极作用。

药膳是膳食的一种特殊表现形式，它可根据个人体质，将药物与食物合理地搭配并应用于实际，既营养丰富，又具一定的治疗作用，集两者于一体，是中医学中独具特色的传统疗法之一。糖尿病被视为一种难以根治的慢性疾病，需要长期饮食调理和药物治疗。药膳性味平和，便于长期坚持和实施，是一种简便易行的糖尿病辅助治疗手段。

1.药食两用中药

（1）葛根

味甘、辛，性平；归脾、胃经；具解肌退热，生津止渴，发表透疹，升阳止泻之功；可用于肺胃燥热而致消渴者。此外，葛根升阳举陷，对糖尿病患者中脾气虚弱、津液不升者多有作用。

（2）山药

味甘，性平；归脾、肺、肾经；具健脾益气，益肺生津，补肾涩精之效。本品甘平滋润，既能健脾益气，又能养阴生津，故常用于消渴。凡消渴饮多、小便多者，轻症可用本品大剂水煎代茶饮，重者宜以黄芪、知母、葛根、天花粉等同用。

（3）黄芪

味甘，性微温；归脾、肺经；具补气升阳，固表止汗，行水消肿，托毒生肌之功。本品治疗消渴，常与葛根、知母、天花粉、五味子等配伍，能健脾养阴，益气生津。

（4）黄精

味甘，性平；归脾、肺、肾经；具补脾润肺，益气养阴，滋肾填精之效。本品质润甘平，可升可降，上润肺阴，中养脾气，下滋肾精，故为治消渴常用之味，尤宜于阴虚内热者。

（5）乌梅

味酸，微涩，性平；归肝、肺、胃、大肠经；具敛肺涩肠，生津安蛔，收敛止血之功。如《简要济众方》治消渴方，凡口渴烦热或消渴不止者，可单用本品煎服；《圣济总录》乌梅散，与麦冬、生地黄、甘草同用；《万病回春》玉泉丸，与葛根、天花粉、知母等配伍。

（6）茯苓

味甘、淡，性平；归心、脾、肺、肾经；具利水渗湿，健脾补中，宁心安神之效。本品入脾、肺经，肺能通调水道，脾能运输精微，所以茯苓是治消渴的常用药物，对以虚证为主的糖尿病尤为适宜。

2. 辨证施膳

根据糖尿病阴虚为本，燥热为标的基本病机，糖尿病药膳主要以养阴生津、清热润燥为治疗大法。由于病情迁延不愈，本病常发生气虚血瘀及阴损及阳的病变，则应适时地选用活血化瘀、健脾益气、滋补肾阴、温补肾阳、阴阳双补等治法。可将糖尿病分为下面几种证型施以药膳汤粥。

（1）肺胃阴虚燥热型

肺胃阴虚燥热者，表现为口渴欲饮，口干烦热，便干尿黄，舌红苔少，脉细数等；治法以养肺胃之阴为主。药膳汤粥可以北沙参、天花粉、玉竹、龟肉、银耳、粳米等益胃生津、养阴清热之品作为原材料。

天花粉粥

组成：天花粉 30g，粳米 100g。

做法：先煎天花粉，煎好后去渣，取天花粉汁，然后加入粳米煮成粥。每日分 2 次食用。

（2）气阴两虚型

气阴两虚者，表现为神疲乏力，气短自汗，咽干口渴，五心烦热，大便秘结，舌质淡或红，少苔，脉细等；治法当以补气养阴为主。药膳汤粥可选山药、西洋参、黄精、龙眼、南沙参、乌梅等益气养阴之品。

黄精粥

组成：黄精 50g，粳米 100g。

做法：将黄精用清水泡后捞出切碎，与粳米一同放入锅内煮粥。温服，1 次 / 天。

（3）肝肾阴虚型

肝肾阴虚者，表现为耳鸣目眩，失眠健忘，腰膝酸软，五心烦热，胸胁胀痛，盗汗遗精，舌红少苔，脉细数等；治法当以滋补肝肾为主。药膳汤粥可选择山药、枸杞子、山茱萸、鸽肉、羊肾、黑芝麻等补益肝肾之品。

怀山药枸杞子粥

组成：枸杞子 10g，山药 15g，大米 50g。

做法：把枸杞子、山药洗净，切薄片。大米洗干净后，与山药、枸杞子一同放入锅中，加水 500mL。然后用武火煮沸，再文火煮 35 ～ 40 分钟即成。1 次 / 天，每次喝粥 50g，早餐食用。

（4）阴阳两虚型

阴阳两虚者，表现为疲乏无力，腰膝酸软，形寒肢冷，舌淡苔白，脉沉等；治法当以滋阴助阳为主。药膳汤粥可选肉桂、韭菜、人参、黄精、羊肉、狗肉等温阳补阴之品。

桂黄粥

组成：肉桂 3g，熟地黄 10g，鲜韭菜 30g，大米 100g。

做法：先煎熟地黄和肉桂，去渣取汁，再加入大米一同煮粥，后加入韭菜，食用前加入油和食盐。1 次 / 天。

（5）肺热型

肺热者，表现为烦渴燥热，口干喜饮，小便频多，舌红少津，苔薄黄，脉洪数等；治法当以清热润肺为主。药膳汤粥应选知母、绿豆、葛根、百合、玉竹等清热润肺、养阴生津之品。

竹笋粳米粥

组成：竹笋 1 个，粳米 100g。

做法：将鲜竹笋去皮洗净后切片，与粳米一同放入锅内煮成粥。每日分 2 次服。

（6）气虚血瘀型

气虚血瘀者，表现为面色淡白或晦暗，少气懒言，神倦乏力，或见胸胁刺痛，疼痛固定，拒按，舌淡或紫黯，脉沉涩等；治法当以补气活血为主。药膳汤粥可选择黄芪、山药、陈皮、当归、蘑菇、山楂、丹参等补气活血化瘀之品。

黄芪地龙桃仁粥

组成：黄芪 60g，地龙 2 条，桃仁 10g，粳米 50g，白糖适量。

做法：先煮黄芪、桃仁，取汁 150mL，与粳米同煮成粥。地龙研成粉，调入药粥中，放糖调味。以上为 1 日量，1 个月为 1 个疗程。

（7）湿热中阻型

湿热困阻中焦者，表现为渴不欲饮，四肢困重，脘痞满闷，口苦而黏腻，小便黄，大便黏腻不爽，舌红，苔黄腻，脉濡数等；治法当以清热化湿为主。药膳汤粥应选薏苡仁、陈皮、白扁豆、黄连、苦瓜、茯苓等清热燥湿、化湿畅中之品。

薏苡仁粥

组成：薏苡仁 150g，薄荷 15g，荆芥 15g，葱白 15g，豆豉 50g。

做法：将薄荷、荆芥、葱白洗净后放入锅中，加水 1500mL，水开后文火煎 10 分钟滗出原汁，倒入碗内备用，将薏苡仁洗后入锅，加入原汁，至中火上煮至薏苡仁开花蒸烂。食用时，加入食盐调味即可。1 次 / 天。

（8）并发症

常见的糖尿病并发症如糖尿病肾病也可用药膳调理，可用益气养阴药膳。

药膳方一：山药山楂花粉肉饼

组成：山药粉 30g，焦山楂 30g，天花粉 30g，瘦肉 50g。

山药，健脾胃、益肺肾、补虚强壮；焦山楂，酸甘，功擅健脾开胃，促消化以治生痰之源，尤善化油腻肉食积滞，又可行气散瘀；天花粉，清热生津、降火润燥；瘦肉含蛋白质、钙、铁、磷。诸品合用具有健脾补虚、滋阴润燥的功效。

药膳方二：太子参黄芪生地黄丹参鸡羹

组成：太子参 20g，黄芪 30g，生地黄 30g，丹参 30g，鸡肉丝 80g。

方中黄芪，味甘性温，能益气补虚损，止渴利阴气；太子参味甘，性微温，补肺健脾，大补元气，以助黄芪补中益气之力；生地黄甘寒、气味俱厚，性沉而降，滋补肾中真阴；丹参微寒，入心肝经血分而善活血化瘀通络；鸡肉含蛋白质及硫胺素、核黄素、烟酸等，合用有益气养阴的功效。全方标本兼顾，共奏益气养阴，活血化瘀之功。对早期糖尿病肾病有一定的辅助治疗作用，且无副作用。

饮食护理是糖尿病护理的基石，是利用食物以调理疾病的方法。通过饮食护理，可以有效控制患者体重，既可维持正常生理需要，又能保持血脂、血糖稳定，延缓或防止糖尿病各种急性、慢性并发症的发生。这种方法简便易行、安全无毒，可长期坚持，是一种简便而有效的调理方法。

二、肥胖

（一）概述

肥胖是由于能量的摄入大于能量的消耗，过剩的能量以脂肪的形式积存于体内而产生的。随着现今物质生活水平的提高，肥胖症已成为现代人常见疾病之一。肥胖症中 95% 为单纯性肥胖，它指的是体内脂肪蓄积过多，体重超过正常 20% 以上，而无其他器质性疾病的症状。单纯性肥胖是高血压、心脑血管疾病、糖尿病等多种慢性疾病的重要病因。体内脂肪积累的过程及肥胖症的发生发展受许多因素的调节，因此肥胖的病因及发病机制相当复杂。导致肥胖的病因大致可以分为遗传因素、环境因素两大类，肥胖是两者共同作用于人体的结果。目前认为遗传因素是肥胖症发生的基础，而环境因素及膳食、活动等生活社会因素是肥胖发生的条件。

中医学认为脾虚湿阻是致病之本。关于肥胖症的发病机理，汪昂云"肥胖多痰"。《王氏医存》云："肥人酗酒之湿热，久作痰涎，淫泆一身。若失跌则左半边瘫软无力……又久则右半边亦软，甚则发颤舌强。"陈修园云："大抵素享之盛，从无所苦，为是痰湿颇多。"《医门法律》曰"肥人湿多"。朱丹溪在《丹溪治法心要》中明确指出"肥白人多痰湿"。张璐认为"高粱过厚之人每多痰"。以上论述说明痰湿是肥胖病机中一个非常重要的环节。中医学认为痰乃水液代谢障碍的病理产物，其形成主要与脾肺肾的功能异常有关，若某些因素较为持久恒定地作用于人体使人体的脾肺肾功能失调即可形成痰湿，进而导致肥胖。脾为后天之本，主运化水谷，肥人多虚，肥胖者常因饮食失节损伤脾胃或思虑劳倦损伤脾气，导致升降失常，水谷消化吸收及转输发生障碍而痰湿内停。

因此通过合理食用化痰、祛湿、健脾的食材，逐步调整饮食结构，可以达到改善体质、减轻肥胖及相关症状的目的。主要治则是健脾化痰、祛浊降脂。

（二）中医药膳

1. 荷叶药膳浓汤

以荷叶 18g 为主，添加防己黄芪汤粉 3g（防己 12g，黄芪 15g，白术 9g，炙甘草 6g，生姜 3g，大枣 2 枚打制成粉）与六味地黄丸 3g，以及山楂 3g，海藻 3g 等药，与冬瓜、高丽菜、胡萝卜、竹笋、黑木耳、玉米、海带等蔬菜共同熬制成汤饮用。

上述药膳方中，荷叶味甘涩性平，入肝、脾、胃经，有轻身减肥、清暑利湿、开胃消食的作用。在清代就有用荷叶散治疗肥胖的记载。《本草纲目》引载《证治要诀》云："荷叶服之，令人瘦劣。"研究证明荷叶中有荷叶碱、莲碱等成分，具有降低血脂作用，临床观察也证实对脾虚型单纯性肥胖有效。另外，荷叶水提物可有效清除轻自由基和超氧阴离子自由基。防己黄芪汤有益气健脾、利水消肿之效。适用于虚证的肥胖患者。六味地黄丸滋补肝肾，还有调节胃肠、增强免疫力的功能。山楂消食化积。海藻清热化痰利水。冬瓜不含脂肪，含钠量低，含糖类物质也极少，是身体肥胖、体态臃肿者理想的佐餐佳肴，经常食用可以减肥。暑夏燥秋经常食之，有降压利尿、消肿美容的作用。研究证实冬瓜确实含有减肥物质——胡芦巴碱和丙醇二酸。胡芦巴碱对人体新陈代谢有独特作用，丙醇二酸在体内可有效阻止糖类转化为脂肪，从而取得减肥效果。高丽菜的纤维可以促进肠的蠕动、预防便秘并有清血减肥的作用。胡萝卜营养丰富，但含热量较低，被人们誉为"小人参"，是一种很好的减肥食品。竹笋为高蛋白、低脂肪、低糖、多纤维食品，含较强吸附油脂的纤维。食入一定数量的竹笋后，食物中的油脂会不断被竹笋纤维吸附而随粪便排出体外，从而降低胃肠黏膜对脂肪的吸收和蓄积。临床观察体形肥胖者每天摄入50～100g竹笋，10天为1个疗程，连续服食5～10个疗程，有较明显减肥效果。一般人经常食用竹笋，可达到健身减肥的目的，并保持体形健美。黑木耳为降脂减肥佳品，所含核酸物质有显著降低胆固醇含量的功效。玉米脂肪中50%是饱和亚油酸，并含有谷固醇、卵磷脂、维生素E等营养成分，具有对抗血管硬化，降低血清胆固醇，防止高血压、冠心病、脑功能减退等作用，对于肥胖症、脂肪肝患者，玉米油也是理想食用油。此外，玉米中含有大量的纤维素，纤维素含量比精米、精面高6～8倍。这对节食减肥是很有益处的。海带有降血脂、降血压的作用，因此对肥胖并发症冠心病、高血压、动脉硬化、高脂血症的预防是很有益处的。实验证明海带中的昆布多糖具有清除血脂及抗动脉粥样硬化等作用。

荷叶药膳浓汤可通治各型单纯性肥胖。基于目前的研究成果，健脾祛湿药膳能够控制肥胖、降低体重，而且能够缓解肥胖的脾虚湿阻症状，如腰膝酸软、浮肿尿少、月经失调、倦怠乏力等。

2. 三豆苓苓药膳方

本药膳材料包括薏苡仁、茯苓、绿豆、白扁豆、赤小豆、干姜等。将绿豆、白扁豆、赤小豆炒熟，与其余食材分别打成粉末后混合均匀，分装为 50 克 / 袋，存放于阴凉干燥处。建议作为早餐食用。药膳粉中加入 250mL 开水，均匀调和后放入微波炉中加热 1.5 ～ 2 分钟即可食用。

绿豆、白扁豆、赤小豆中的淀粉含有难以被人体消化吸收的低聚糖，因此，三豆提供的热量低，利于体重减轻、体形改善。同时，每 100g 绿豆、赤小豆中含有 5 ～ 100mg 的抗氧化物花色苷，可通过抑制脂肪细胞炎症反应、调节脂肪细胞调控酶等作用，起到缓解肥胖的目的。白扁豆具有降低血糖及血清胆固醇的作用。薏苡仁可能是通过抑制胆固醇合成，加速肝脏磷脂合成，促进甘油三酯从胆汁中排泄，而产生降脂的作用，薏苡仁多糖有显著降糖作用。茯苓中所含的茯苓素能够利尿消肿，茯苓多糖能增强免疫力，起到健脾补中的效果。综上所述，三豆苓苓药膳方的主要食材皆具有降低血脂的作用，而血脂的良好控制对于单纯性肥胖人群尤为重要。

3. 山药薏苡仁粥

山药与薏苡仁配合食用可达到良好的营养平衡，减肥功效显著。

4. 薏苡仁山楂红豆粥

三味药与粳米合用煮成粥，粳米味甘、性平，入脾、胃二经，具有健脾益气、和胃除烦、止泻止利的作用，《食鉴本草》言："补脾，益五脏，壮气力，止泻痢。"本药膳能够健脾消食、化积、利水渗湿，减肥功效良好。

5. 茯苓饼

茯苓饼具有健脾化湿、养胃之功效，适宜长期服用。

6. 茯苓粥

在《圣济总录》记载的茯苓粥的基础上，增加莲子、蓬莱白米、红枣。莲子具有益肾固精、补脾止泻、养心的功效，莲子中含有的成分能促进甘油三酯、脂肪、胆固醇的排泄，减少脂肪、胆固醇的吸收而具有减肥降脂的作用。蓬莱白米含有碳水化合物及纤维素，能降低胆固醇、减肥、降压及美容。《名医别录》言红枣"补中益气，强力，除烦闷"，说明红枣可补中益气，养血安神。以上四味相合，具有健脾利水、消食化积之功效。茯苓粥热量低，老少皆宜，特别适合老年浮肿、肥胖症、脾虚泄泻、小便不利、水肿等人。

7. 茯苓豆腐

功在利水化痰、消脂减肥，适用于痰湿停聚、浊气不化所致的形体肥胖者。药膳中松子仁甘而微温，能滋补强身、润肠通便。豆腐甘凉，能益气和中、生津润燥、清热解毒，《食物本草》谓："宽中益气，和脾胃，消胀满，下大肠浊气，清热散血。"茯苓得豆腐，能健中气而复脾之运化；松子仁配茯苓，则宽肠胃而促大便下行，由此水湿化于脾胃健运，水湿利于二便通畅，故能减肥消脂。

8. 三豆饭

三豆饭具有益气健脾、利水消肿的功效，白扁豆健脾化湿，赤小豆清热利水，黑大豆活血利水，粳米健脾益气，四味相合，有较好的利水消肿作用。脾虚湿阻、便溏、水肿、小便不利等可食用三豆饭。

9. 陈皮枸杞粟米粥

粥中粟米味甘、咸，性凉，具有补中益气、健脾补肾等功效。《名医别录》言粟米"主养肾气，去胃脾中热，益气"。此粥具有健脾化痰、滋补肝肾的功用，久服可轻身。

药膳改善肥胖的作用，主要体现在三个方面：作用于受体或受体后水平，提升基础代谢而促进葡萄糖转运，周围组织、靶器官对糖的利用，脂肪燃烧。降低血脂促使体重下降方法是通过调整神经内分泌系统从而影响胰岛素与糖代谢及脂肪代谢。采取中药与营养浓汤的结合疗法，从治疗机理上来看更加全面；从治疗结果上来看，也优于传统的西医疗法。中医治疗肥胖的治法常有健脾祛湿、通经活络、利水降脂等，多采取调整脏腑、补虚泻实、标本兼治、平衡阴阳等治疗法则。中医药膳疗法的使用可以同时运用多种治则治法互相补充，与传统的单一治疗相比更能体现出中医整体观的精神。

三、高脂血症

（一）概述

高脂血症是脂蛋白代谢异常的结果。针对高脂血症的病因，西医学认为：除少数的继发性高脂血症外，绝大多数高脂血症的发生，是在基因作用的基础上，生活习惯与环境因素共同作用所导致的。而脂代谢异常与动脉粥样硬化及冠状动脉粥样硬化性心脏病的发生、发展有着密切相关性。因此，早期干预纠正脂代谢异常对预防及延缓动脉粥样硬化、降低发病率和患者死亡率有重要意义。目前的临床及科研工作中，血清总胆固醇、甘油三酯水平过高和（或）高密度脂蛋白胆固醇水平过低是诊断脂代谢异常的必备条件。

药物固然可治疗高脂血症，但长期服药不仅产生副作用，还增加经济负担，使患者难以长期坚持。中医学中并没有高脂血症、高血脂这样的词语，而总是用"脂""膏"这样的字眼论述，每常"膏脂"并称，或以"膏"代"脂"进行表述。《素问·通评虚实论》曰："凡治消瘅，仆击，偏枯痿厥，气满发逆，肥贵人，则膏粱之疾也。""膏粱之疾"点出了高脂血症的发病与饮食之间的密切关系。

药膳是治疗高脂血症的有效手段之一。高脂血症属于中医学"痰浊""瘀血"范畴，是因为人体阴阳消长失衡，脏腑气血失调所致。长期过量食用膏粱肥甘、辛辣厚味食物易损伤脾胃，导致痰瘀积于脉中。中医学认为，病盛时以药为主，食疗为辅，食养善后，相互依存，相互补充，具有一定的疗效及便利性。《养老奉亲书》中说："人若能知其食性，调而用之，则倍胜于药也……善治药者不如善治食。"

（二）中医药膳

1. 山楂山药汤

组成：山楂 30g，山药 20g，何首乌 20g，麦冬 10g，黄精 10g，荷叶 10g。

方中山楂，味酸、甘，性微温，归脾、胃、肝经。功能健胃消食，活血化瘀。现代药理学研究已经证实山楂主要成分中的山楂黄酮和三萜类物质为降血脂的主要活性成分。山药是深受群众喜爱的一款日常保健药食，《饮膳正要》中称山药"味甘，温，无毒。补中益气，治风眩，止腰痛，壮筋骨"。李时珍在《本草纲目》中将其功用概括为"益肾气，健脾胃，止泻痢，化痰涎，润皮毛"，其中尤以怀山药为上等佳品。国内报道以山药提纯淀粉喂食小白鼠，能有效降低脂类浓度，并可明显降低主动脉和心脏的血糖浓度；对高胆固醇饮食的小鼠，山药能显著降低其胆固醇的浓度。麦冬味甘、微苦，性微寒，归心、肺、胃经，具有养阴生津、润肺清心的功效，目前主要用于治疗肺燥干咳，虚瘦咳嗽，喉痹咽痛，津伤口燥，内热消渴，心烦失眠，肠燥便秘。麦冬水提液及多糖干预治疗造模成功的妊娠期糖尿病大鼠，发现其能够显著降低妊娠期糖尿病大鼠的空腹血糖及血脂的水平，阻止小肠吸收葡萄糖，促进脂肪的储存与合成，使血液中的游离脂肪酸含量减少，并抑制脂肪分解氧化的过程。《本草分经》中述及荷叶时，言其苦平，裨助脾胃而升发阳气，能散瘀血留好血。相关研究证实荷叶水煎剂有明显调脂效果，使高脂血症大鼠模型血清总胆固醇和甘油三酯下降，另外，荷叶水煎剂还能降低全血比黏度、血细胞比容，进而改善血液黏稠状态。何首乌，味苦、甘，性微温。归肝、肾经。《何首乌传》中描述其"味甘，温，无毒"。从药品功效的角度，《药品化义》称其"益肝，敛血，滋阴"，在古代是补益肝肾、强健体魄的常用药物。黄精的药用成分为其根茎，是常用的补气养阴药物，具有健脾益肾等功能，用于治疗脾弱，体倦乏力，精血不足。黄精多糖有降血脂及抗动脉粥样硬化的作用，而以黄精为主要原料的降脂方可有效降低高脂血症大白鼠血清总胆固醇（TC）、甘油三酯（TG）、低密度脂蛋白（LDL-C）水平并提高血清中高密度脂蛋白（HDL-C）水平。本药膳命名时突出山楂、山药二药，山楂酸甘微温，可健脾胃、消积食且尤善化肉脂之赘，结合清代名医张寿甫"若以甘药佐之，化瘀血而不伤新血，开郁气而不伤正气"的理论，配以其著作《医学衷中参西录》一书中极为推崇的怀山药，共同调和肾、肝、脾三脏腑之功能。加上麦冬滋补阴液，化解痰浊瘀滞；荷叶清热降火解毒，祛除体内邪气；首乌坚肾益肝，滋补阴血；黄精补中益气，调理脾胃，健体强力。六药联用，力求健脾益肾清肝、祛瘀利湿化浊，气血阴液得补，血脂自降。

2. 山楂绞股蓝汤

组成：山楂 30g，绞股蓝 20g，三七 9g，苏梗 5g，薏苡仁 30g，炒莱菔子 8g。

本药膳方中，君药山楂健脾胃、消积食，且善化肉脂之赘；臣药三七、绞股蓝具有活血化瘀、祛痰之功效；佐药薏苡仁、苏梗，使药炒莱菔子具有理气健脾胃、下气宽中利湿的作用。六药联用，力求改善脾胃运化功能，祛痰利湿化浊，祛瘀通络，下通利气，从而有效降低血脂。本药膳可促进胆固醇及脂肪的排出，抑制肠壁对脂肪的吸收；减少脂肪存储，增加组织器官的血液供应，改善心、脑血管疾病的症状。

四、骨质疏松症

（一）概述

骨质疏松症是以骨量降低和骨结构退化为特点，危害中老年健康的全身骨代谢疾病。妇女绝经后，导致骨质疏松的主要原因是天癸渐竭，肾气渐衰，骨髓化生无源，致筋骨不坚，髓枯骨脆。因此研究抗骨质疏松药物可以从补肾药物着手。世界卫生组织（WHO）明确提出治疗骨质疏松症应从补钙、运动与饮食着手，其中饮食疗法是防治骨质疏松的重要方案。随着中医理论的发展，有学者根据"肾主藏精"理论进行实验研究，认为补肾中药对骨质疏松各个病理环节都有一定的调节作用，杜仲、牛膝等中药对抗骨质疏松作用有增强趋势。目前有研究认为药膳方能够有效地防治绝经后骨质疏松，操作便利，既可治疗和保健，又可调养身心。

（二）中医药膳

补肾药膳方

组成：狗肉 200g，羊肾 150g，山药 30g，枸杞子 30g。将上述食材清水洗净后放入砂锅，再加水 2000mL，武火煮沸后，改用文火煲 1 小时，取汤汁，食材再加水煎煮 1 次，合并两次煎煮汤汁，加热浓缩至 100mL。

方中狗肉为主药，狗肉味咸、酸，性温，有温肾壮阳、助气力、补血脉的功效，且含有丰富的蛋白质，容易吸收；羊肾为臣药，羊肾味甘，性温，补肾气、益精髓；山药和枸杞子为佐使药，山药味甘、性平，补脾养胃，益肾涩精；枸杞子味甘，性平，养肝滋肾。以动物类补肾药为主，植物类补肾药为辅，相互补充，增强疗效，全方共奏补肾强骨生髓之效。

第二节　呼吸系统疾病

药膳在辅助治疗呼吸系统疾病方面有较好疗效，尤其适用于呼吸系统疾病平稳期虚证的调养。对人体正气有扶助作用，使人体能更好地抗邪。

常见的呼吸系统疾病如咳嗽、哮喘、慢性阻塞性肺疾病（COPD）都可用药膳调养。

一、咳嗽

（一）概述

咳嗽既是独立性的证候，又是肺系多种疾病的一个症状，临床上极其常见。我国对于药膳治疗咳嗽的研究从古代即开始，如《神农本草经》记载了干姜、当归、款冬花、五味子、沙参、竹叶、海蛤、杏仁等咳嗽食疗食品。《备急千金要方》记载"肺病宜食黄黍、鸡肉、桃、葱等""宜咳喘食物：桃仁、茱萸、干姜、生姜、豆豉、獭肝、鲤鱼肉"等。元代饮膳太医忽思慧的《饮膳正要》中记载的药膳方和食疗方非常丰富，其中载有以"杏霜汤"治咳嗽，以粟米、杏仁、盐为方，起到"调顺肺气，利胸膈"的作用。可见古代的医家们在医疗实践过程中，已经相当重视食疗在咳嗽这一肺系疾病上的运用。

（二）中医药膳

罗汉膏可治疗阴虚肺热型咳嗽。

罗汉膏为罗汉果 50g，百合 20g，鱼腥草 20g，陈皮 20g，蜂蜜 20g，鳖甲胶 30g 熬制成膏剂。罗汉果主要功效是能止咳化痰。果实营养价值很高，含丰富的维生素 C（每 100g 鲜果中含 400～500mg）及糖苷、果糖、葡萄糖、蛋白质、脂类等。百合味甘、微苦，性微寒，归心、肺经，功效为养阴润肺，清心安神，主治阴虚久嗽。鱼腥草味辛，性寒凉，归肺经，能清热解毒、消肿疗疮、利尿除湿，主治实热、热毒、湿邪、痰热为患的肺痈。陈皮味苦、辛，性温，归肺、脾两经，功效为理气健脾，燥湿化痰，主治脘腹胀满，食少吐泻，咳嗽痰多。鳖甲胶功效为滋阴退热，软坚散结，主治阴虚潮热，虚劳咯血。蜂蜜味甘，性平，归脾、肺、心、胃、大肠经，具有滋阴润燥、补虚润肺、解毒、调和诸药的作用，常用于肺燥咳嗽等。全方诸药均有清热润肺、化痰止咳功效，治疗肺热型咳嗽有着极好的效果，且大部分药物均为药食两用，有很好的药理效果和保健作用。

二、慢性阻塞性肺疾病（COPD）

（一）概述

COPD 是呼吸系统的常见病和多发病，发病率、病死率高，社会经济负担沉重，严重影响着患者的劳动能力和生活质量。COPD 可归属于中医"咳嗽""喘证""肺胀"等疾病范畴。中医学认为发病机理是本虚标实、虚实并见，其病位首先在肺，继则影响脾、肾等，后期病及心。在咳喘发展至呼吸衰竭的进程中，存在着肺气虚→肺脾气虚→肺脾肾俱虚的证候演变过程。中医药膳对调理肺脾气虚型 COPD 有较好疗效。

（二）中医药膳

在辨证分型基础上选择药膳来改善患者脾、肺气虚弱的症状。可选用黄芪、人参两味中药制作滋养药膳汤。

1. 参芪炖鸡汤

生晒参 5g，黄芪 5g，鸡肉 75g，香菇等辅助调料适量，也可选乌鸡肉。

2. 参芪瘦肉汤

生晒参 5g，黄芪 5g，瘦肉 75g，菜心等辅助调料适量。

3. 参芪滋补鸭汤

生晒参 5g，黄芪 5g，鸭肉 75g，香菇等辅助调料适量。

4. 参芪鱼汤

生晒参 5g，黄芪 5g，鱼肉 75g，菜心等辅助调料适量。

5. 参芪红枣茶

生晒参 5g，黄芪 5g，红枣 5 颗，泡茶饮用。

上述药膳中重点是黄芪和人参两味中药，均是中医学中首要的扶正补气药物，两者都能补益正气，增强体质，提高抗病能力，性味甘温，尤其对脾肺气虚的疗效最为显著。人参大补元气、健脾生津，《本草经疏》曰："人参能回阳气于垂绝，却虚邪于俄顷。其主治也，则补五脏。"黄芪补中益气、利水生肌，《本草经疏》曰："黄芪……直入中土而行三焦，故能内补中气。"人参、黄芪在补气方面具有自身的特点，人参偏于阴而补中，黄芪偏于阳而实表，二药相合，一表一里，一阴一阳，相互为用，共奏扶正补气之功。药膳是药物和食物的巧妙结合，它利用食物和药物的性味归经来调整脏腑功能，药膳作用缓和，基本无毒副作用，对于这样的慢性病患者具有较好的康复治疗作用。

中医食疗干预能改善稳定期脾肺气虚型 COPD 患者机体营养状态、呼吸功能、运动耐力，提高患者的生活质量。COPD 中医食疗干预能满足患者的营养需求，符合其饮食习惯，有利于疾病的康复，是行之有效的饮食干预方式。

三、支气管哮喘

（一）概述

支气管哮喘是一种反复发作性疾病，中医属"哮病"范畴，明代医家张景岳提出"未发以扶正为主，即发时以攻邪为主"。"伏痰"是哮病的病根，而肾虚是哮喘发病的根本病机。哮病缓解期往往无证可辨，治疗以扶正为主，针对"肾虚"和形成"伏痰"的本源——"湿邪"，以补肾渗湿为治法，这也是中医药防治哮喘的优势所在。药膳在治疗虚证哮喘上有较好疗效。

（二）中医药膳

补肾渗湿药膳组成：山药、薏苡仁、茯苓、粳米、红豆、补骨脂、山萸肉等及辅料鸡蛋、黄油、面粉、白糖，按照

30：20：20：10：8：3：2：30：10：5：25 的比例配成。

做法：将药膳方粉碎成细末，鸡蛋打散，加入适量黄油、面粉，少量白糖搅拌均匀，揉成面团，将面团分好，用擀面杖擀成薄厚均匀的饼状，使用模子压好形状。将烤炉设置 180℃，预热，烤至金黄色即可制作成为色香味俱全的药膳饼干。

服用方法：每日早晚各 1 次，50 克 / 次。

此药膳旨在提高哮病缓解期的疗效，起到了辅助治疗疾病的目的。药膳中山萸肉滋肾益肝，补骨脂温补肾阳。取薏苡仁、茯苓甘淡之味，以渗利水湿。诸药相合，共奏补肾渗湿之效。

四、尘肺

（一）概述

尘肺是指在职业活动中长期吸入生产性粉尘引起的以肺组织慢性纤维化为主要特征的全身性疾病。导致尘肺的粉尘归属于中医的金石之邪。金石性多燥烈，容易损伤肺阴，津液亏耗，出现咳嗽等症。目前尘肺的治疗以西药止咳化痰、抗纤维化为主。粉尘致病往往不可逆转，很多患者需要终身治疗，长期使用西药不可避免地会出现各种副作用。而将传统中药和传统美食相结合的药膳，更能被广大群众接受。中医药膳不仅保留了中药的药用价值，而且兼顾了饮食的色、香、味。它"寓医于食"，药借食力，既防病治病，又减轻了药物的毒副作用。在尘肺的治疗中予以中成药和药膳调理，将进一步促进患者的康复。

（二）中医药膳

药膳治疗采用辨证用膳的方法，根据尘肺患者的不同证候特点辨证分为五型，按证型分别用膳。

1. 肺失清肃型

临床表现：干咳少痰，伴有胸闷或气促，舌淡红或少津，脉细。

药膳：川贝陈皮猪血汤。

食材及药材：川贝母、陈皮、猪血等。

药膳中川贝母甘苦微寒，具有润肺、祛痰、镇咳的功效。陈皮有理气降逆、燥湿化痰之功。猪血抗粉尘。三味同食，既理气降逆，又润肺止咳，适用于尘肺早期肺失清肃型患者。

2. 痰湿阻肺型

临床表现：咳嗽，痰多而白，伴有喘息、胸闷，舌淡胖、苔腻，脉滑。

药膳：桑叶薏苡仁粥。

食材及药材：桑叶、薏苡仁等。

药膳中桑叶清肺润燥，归肺经。现代研究证明桑叶中含有多种化学活性物质，具有抗肿瘤、抗纤维化等作用。薏苡仁补脾气。两药共奏健脾润肺之功，促进尘肺患者康复。

3. 肺气虚型

临床表现：咳嗽，气短，自汗，恶风，伴有神疲乏力、懒言少气，舌淡、苔白，脉弱。

药膳：黄芪麦冬猪肺汤。

食材及药材：黄芪、麦冬、猪肺等。

药膳中黄芪补肺气，增强人体免疫力；麦冬入心、肺、胃经，具养阴润肺、生津益胃之功效，可治疗尘肺早期肺燥干咳；猪肺味甘性平，有补肺的作用。三味药食合而为汤，既补肺气，又润肺燥、止咳，适用于尘肺肺气虚型的辅助治疗。

4. 肺肾两虚型

临床表现：咳嗽，气喘，动则喘甚，久咳不愈，声音低弱，伴有腰酸背痛，舌淡、苔白，脉弱。

药膳：杏仁菟丝子熘腰花。

食材及药材：杏仁、菟丝子、腰花等。

药膳中杏仁能平喘、镇咳，菟丝子和腰花均入肾经，补益肾精。本药膳肺、肾同补，既可用于尘肺肺虚咳嗽，又可用于久咳及肾，肾虚咳喘。

5. 肺脾肾俱虚型

临床表现：咳嗽，痰多，腹胀，便溏，体倦乏力，面色萎黄，腰膝酸软，头晕耳鸣，舌体胖，脉细弱。

药膳：板栗山药猪瘦肉粥。

食材及药材：板栗、山药、猪瘦肉等。

药膳中山药具有补肺、健脾、固肾、益精的作用；板栗可以养胃健脾，壮腰补肾；猪瘦肉能滋阴润燥。板栗山药猪瘦肉粥入肺、脾、肾三经，用于治疗尘肺脾虚或肾虚引起的咳嗽。

五、肺炎

（一）概述

肺炎是指终末气管、肺泡和肺间质的炎症，可由疾病微生物、理化因素、免疫损伤、过敏及药物所致。分为病毒性肺炎和细菌性肺炎，以细菌性肺炎多见。中医中肺炎没有固定的名称，症状以咳喘为主，初中期多为表证实证，治疗以解表攻伐为主。到后期往往会出现肺肾脾虚的情况，这时中医药膳往往有不错的疗效，可提高免疫力，促进病后患者尽快康复。按不同证型，所用药膳有所不同。

（二）中医药膳

1. 肺虚邪恋主证

咳嗽气短，神疲食少，自汗恶风或低热不退，痰多清稀，舌淡苔白，脉弱。功效：补肺祛邪。

（1）黄芪橘蜜饮

组成：黄芪 20g，橘皮 12g，防风 10g，紫菀 12g，半夏 10g，生姜 9g，蜂蜜 30g。

做法：将诸药及生姜水煎 2 次，去渣，取滤液合并，调入蜂蜜即成。

每日 1 剂，分 3 次饮用。视余邪和痰的多少，配药可以加减。

（2）五味姜糖饮

组成：五味子 10g，干姜 15g，细辛 6g，饴糖 30g。

做法：将前三味水煎两次，去渣，合并两次滤液加饴糖熬化即成。

每日 1 剂，分 3 次饮用。痰少咳止喘平则停用。

2. 脾虚痰滞主证

咳嗽痰多，痰白而稀，气短神疲，四肢困倦，食少腹胀，或有便溏，舌淡苔白滑，脉缓。功效：健脾化痰。

（1）蜜饯柚肉

组成：柚子 1 个，蜂蜜适量。

做法：将柚子洗净，开水烫后，刀划八瓣（不切开），浸入蜂蜜中，瓶装密封待用。

每次吃 1 瓣，连皮吃下，每日 3 次或多次。

（2）玉糁羹

组成：白萝卜 150g，粳米 50g。

做法：将萝卜捣烂与粳米煮成稀粥如羹即成。

早、晚代餐食用。

3. 肾气亏虚主证

平素气短，动则喘促，头昏耳鸣，腰膝酸软，舌淡苔白滑或舌红少苔少津液，脉沉弱或沉细数。功效：补肾纳气，平喘。

（1）水晶桃

组成：核桃仁500g，柿霜饼500g。

做法：先将核桃仁用饭甑蒸熟，再与柿霜饼一同装入瓷器内共蒸熟，放凉后即成。

每天早、晚各吃50g，1剂分数天吃完，连吃半年以上。

（2）五味蛋

组成：五味子125g，鲜鸡蛋10枚。

做法：将五味子煮汁成可淹浸10个鸡蛋之量，冷却后泡入鸡蛋，7天后即成。

每晨煮五味蛋食之，小孩1个，成人2个。连吃3剂以上。

（3）参桃蛤蚧汤

组成：红参5g，蛤蚧1只，核桃肉10g。

做法：加水煮成汤。

一日分2～3次吃完。功效：补肾纳气定喘。

（4）红参胡桃粥

组成：红参6g，胡桃肉30g，粳米50g。

做法：将红参切片先用温开水泡2小时左右；胡桃取净肉，红参连同浸泡的水与粳米同煮成粥。

早、晚各吃1剂，代餐长期食用。

第三节　消化系统疾病

　　消化系统疾病是临床上常见的疾病，有胃炎、胃溃疡、消化不良、结肠炎、肝病等，中医药膳在防治慢性消化系统疾病上有着疗效佳、方便、易于接受、可长期服用的特点。以下介绍几类常见消化系统疾病的药膳的应用。

一、慢性胃炎

（一）概述

　　慢性胃炎是胃黏膜对胃内各种刺激因素的炎症反应，幽门螺杆菌的感染、饮食不当、情绪影响、药物刺激等因素均可以导致慢性胃炎的发病，其中尤以幽门螺杆菌的感染为重要原因。慢性胃炎属中医学的"痞满""胃脘痛"等范畴。痞满是由表邪内陷、饮食不节、痰湿阻滞、情志失调、脾胃虚弱等原因导致脾胃功能失调，升降失司，胃气壅塞而成的，以胸脘痞塞满闷不舒，按之柔软，压之不痛，视之无胀大之形为主要临床特征的一种脾胃病证。

　　进食是人类日常重要的行为活动之一，饮食的情况直接影响人体营养吸收和能量摄入，关系到人体功能和生命活动是否能够有序进行。其中胃为消化系统的重要器官，胃部疾病的发生与饮食存在密切关系。多项研究表明，患者日常饮食偏好、饮食规律性、饮食物形态、饮食结构等与慢性胃炎的发病存在明显相关性。

近年来，由于经济社会的发展，人们的生活水平不断上升、工作压力不断增大，与此同时，慢性疾病的发病率也不断攀升。目前人们越来越注意健康的重要性，越来越多的人更加注重饮食养生保健，防患于未然，因此通过干预饮食行为来达到预防和治疗慢性疾病的目的的治疗手段备受关注。同时国内外的多项研究结果也已经证实，普及营养知识、调整饮食习惯是改善人群营养状况的一种方便、经济的方法，更是指导人们膳食平衡，建立良好、健康生活方式从而防治疾病的重要手段，已被各国政府和营养学专家们广泛应用。

（二）中医药膳

药膳是中医药学的重要组成部分，是中医学丰富的治疗方法中的重要内容。我国自古就有"药食同源"的说法，早在《神农本草经》中就已经记载了许多既是药物又是食物的药材，如大枣、山药、葡萄、百合、莲子等。《伤寒杂病论》中的当归生姜羊肉汤被广为应用。唐代孙思邈的《备急千金要方》中也有"食治"专篇，其论述了食物在众多疾病中的治疗作用。另有《饮膳正要》是一部营养学及食疗学专著，为元代饮膳太医忽思慧所著，详细记述了饮食的禁忌、食物中毒及常见各种米谷品、兽品、禽品、果菜和料物的作用。

有研究认为药膳能够提高慢性胃炎的治愈率，还能增加患者的营养摄入，增强抗病能力。有研究发现胡椒 30g，砂仁 10g，猪肚 1 个，大枣 5 枚，生姜 15g，盐适量，一同烹调，可以治疗老年人慢性胃炎，主要适用于脾胃虚寒型慢性胃炎。砂仁粥可用于治疗证属脾胃虚寒的慢性胃炎。绿萼梅和绿茶各 6g 配成二绿茶，可以疏肝理气，和胃止痛；以金橘、白蔻仁、白糖适量配成金橘饮，可以疏肝解郁，调和脾胃；以鹌鹑、党参、怀山药配成鹌鹑汤，可以健脾益气和胃；白术、猪肚、粳米、生姜配成白术猪肚粥，可以增强食欲，消疮下气；以神曲、粳米制成曲米粥有健脾温胃的功效。

1. 辨证施膳

（1）肝胃不和证

药膳方：陈皮 5g，佛手 5g，炒麦芽 5g，玫瑰花 5g，生甘草 3g。

方解：陈皮，理气健脾，燥湿化痰；佛手，理气健脾，燥湿化痰；玫瑰花，行气解郁，活血止痛；炒麦芽，行气消食，健脾开胃；生甘草，补脾益气，缓急止痛，调和诸药。全方共奏疏肝理气、和胃降逆之效。

做法：开水冲泡，代茶饮之。

（2）脾胃湿热证

药膳方：蒲公英 5g，佩兰 5g，荷叶 5g，竹叶 5g，生甘草 3g。

方解：蒲公英，清热解毒，消肿散结；佩兰，芳香化湿，醒脾开胃；荷叶，清暑化湿热，升发清阳；竹叶，清热除烦，利尿；生甘草，补脾益气，缓急止痛，调和诸药。全方共奏健脾和胃、清热利湿之效。

做法：开水冲泡，代茶饮之。

（3）脾胃虚寒证

药膳方：①砂仁猪肚汤：胡椒 30g，砂仁 10g，猪肚 1 个，大枣 5 枚，生姜 15g，盐适量，一同烹调。

②砂仁粥：主要症见腹痛腹胀、食欲不振。制作方法：粳米 100g 煮粥，加入砂仁粉 3～5g，生姜 3～5 片，用香葱、油、盐调味食用。

（4）脾胃气虚证

药膳方：小米 50g，山药、莲子各 20g，党参片、红枣各 15g，茯苓、薏苡仁各 12g，加水 1000mL 煲煮成粥。每日温服 1～2 次，每周规律服用 2～3 天。

2. 对症药膳

根据慢性胃炎的不同症状也有不同的药膳方。

（1）柴陈瘦肉汤

功效疏肝理气，和胃止痛。主要治疗上腹饱胀疼痛，吞酸嘈杂为主症的慢性胃炎。

（2）枳术猪肚

功效消食健脾。主治脾虚食滞，胃脘胀满，嗳腐吞酸，恶心呕吐，吐后胀减，或伴腹痛、肠鸣、泄泻等症的慢性胃炎。

（3）人参蒸鸡

功效大补元气，补益脾肺。主要治疗慢性胃炎食少，倦怠，健忘，眩晕头痛，尿频及一切气血津液不足之症。

（4）黄芪蒸鹌鹑

功效益气健脾，和中开胃。治疗慢性胃炎由于脾胃亏虚所致食欲不振，纳差食少，肢软乏力，头目眩晕等。

（5）山药羊肉汤

功效补益脾胃，温中止痛。治疗慢性胃炎由于脾胃亏虚所致脘腹冷痛，腰膝酸软，四肢不温，纳差食少等。

（6）人参黄瓜炒鸡丁

功效补益元气，健脾开胃。对于慢性胃炎食欲不振，纳差食少，肢软乏力，口干有良好疗效。

（7）参芪鸭条

主要功效益气健脾，补虚生血。主治慢性胃炎脾虚食少，乏力，面色无华等。

（8）苦瓜炒瘦肉

功效清热解毒。治疗慢性胃炎胃脘灼热疼痛，口干口苦，大便秘结，小便短黄，视物模糊，心胸烦闷等有较好疗效。

（9）瓜皮鸡丝

主要功效清热解毒。多用于治疗慢性胃炎胃脘灼热，口干喜饮，头目昏花，肢软乏力等。

（10）黄精炖鸭

功效健脾益气，滋养五脏。可用于治疗慢性胃炎导致的形体消瘦，营养不良，肢软乏力，纳差食少等。

慢性萎缩性胃炎伴肠上皮化生：益气舒络方（党参 15g，炒白术 10g，茯苓 10g，三七 5g，赤芍 10g），先将药膳药材洗净入锅，浸泡 20 分钟后，武火煎煮 25 分钟左右，滤去药渣，留药液，以药液加入粳米 60g，续改文火熬煮成稀粥。早餐服用。

相关疾病：脾虚型胃溃疡

八珍猪肚

组成：熟地黄 6g，当归 6g，白芍 6g，川芎 6g，人参 6g，白术 6g，茯苓 6g，甘草 3g，生姜 3g，大枣 3g，猪肚 50g。

做法：取上方中药加适量水浸泡 30 分钟后，加水，加热煎煮 40 分钟，过滤，药渣再加入水，煎煮 30 分钟后，过滤，将两次煎煮药液合并。把洗净并经开水焯过的猪肚切块后放入炖罐，加入药液，加生姜、大枣隔水炖到猪肚熟烂，加调料温服。

八珍猪肚药膳可减少胃液的分泌量、降低胃液酸度及胃蛋白酶的活性，减弱攻击因子对胃黏膜的损伤。

二、溃疡性结肠炎

（一）概述

溃疡性结肠炎是一组病因尚不十分清楚的慢性非特异性肠道炎症性疾病，临床表现为持续或反复发作的腹泻、黏液脓血便伴腹痛、里急后重和不同程度的全身症状。中医在溃疡性结肠炎治疗方面有其独特优势，其疗效在国际上也得到认可，中医在治疗上强调"三分治七分养"，而中医药膳食疗是中医重要组成部分，其发展已有千年历史，是调养慢性病的重要手段，在更为注重饮食养生的今天，中医药膳备受现代人青睐。目前许多溃疡性结肠炎患者在寻求中医药物治疗疾病的同时，也迫切希望学习一些饮食调养方法。

近几年，中医药治疗炎症性肠病（特别是轻中症）临床疗效较好，尤其在维持治疗、预防复发方面有明显的优势。中医学认为本病的病机多在先天禀赋不足，脾胃功能失健基础上感受湿热之邪，或是恣食肥甘厚味，酿生湿热，或寒湿化热客于肠腑，气机不畅，通降不利，血行瘀滞，肉腐血败而成内疡。脾虚是发病之本，湿盛是发病之标。本病的病位在大肠，主要有湿热内蕴证：腹泻、脓血便、里急后重、腹痛；脾胃虚弱证：腹泻、有黏液或少量脓血便、食少、腹胀。此外，还有肝郁脾虚证、寒热错杂证、脾肾阳虚证等。本病在活动期多有湿热内蕴肠腑，气滞血瘀，缓解期多有脾肾两虚，肺气失调，大肠不固，湿热留恋之候。活动期属于实证，以湿热蕴肠，气血不调为主，治以清肠化湿，调气活血，敛疡生肌。缓解期属于虚实夹杂证，以正虚邪恋，运化失健为主，治以健脾助运，清肠化湿，同时补肾调肺。

常用的清热燥湿药有黄连、黄芩、秦皮等，健脾化湿药有炙黄芪、炒白术、炒薏苡仁、茯苓等，其中可药食同用的有黄芪、薏苡仁、茯苓等。日常饮食中常见的有健脾作用的食物如粳米，用于脾虚烦闷，泄泻，消瘦，下利；薏苡仁有健脾止泻，利水渗湿之功，用于泄泻，食欲不振之症；莲子有健脾止泻之功，用于脾虚久泻，食欲不振；荞麦有消积下气，健脾除湿之功，用于胃肠积滞，腹胀满，以及脾虚而有湿热的腹泻、痢疾；山药有健脾益气，养阴之功，用于脾虚气弱，食少便溏或泄泻；大枣有益气养血，补脾健胃，强神壮力之功，适用于脾胃虚弱，纳食不香，大便稀溏，气血不足。因此，在中医辨证的指导下，结合营养学，将中药与某些具有药用价值的食物相配伍，按照药膳配料研制炎症性肠病的药膳食疗方，用于辅助治疗、维持缓解，即可弥补溃疡性结肠炎长期服药副作用大的缺陷，又发挥了中医治疗溃疡性结肠炎的特色优势，简单便捷经济，故选择药膳辅助治疗溃疡性结肠炎大有裨益。

（二）中医药膳

1. 健脾愈疡粥

由黄芪、炙甘草、橘皮、白及与粳米熬制而成，具有健脾和胃、敛疮生肌的功效，适用于肝郁脾虚患者。

2. 山药莲子羹

由山药、莲子、炒薏苡仁、红枣、茯苓、葛根与粳米熬制，具有健脾止泻之功效，适用于大便溏薄、腹痛隐隐、脘腹胀满等脾虚湿蕴患者。

3. 银花百合羹

由金银花、乌梅、槐米、百合、藕粉与粳米熬制，具有凉血止血之功效，适用于粪便夹有黏液脓血等大肠湿热患者。

4. 温阳止泻粥

由益智仁、肉豆蔻、炮姜、炙甘草、炒白术、党参与粳米熬制，具有温阳止泻之功效，适用于久泻不止、粪便夹有白冻、完谷不化、腹胀、腰膝酸软等脾肾阳虚患者。

5. 银花薏苡仁粥

由马齿苋、金银花、生薏苡仁与粳米熬制，具有清热凉血、健脾化湿之功效，适用于大肠湿热、脾虚湿蕴患者。

三、慢性腹泻

（一）概述

腹泻指排便次数增多（每日 >3 次），粪便量增加（每日 >200g），粪质稀薄（含水量 >85%）。当腹泻超过 3 周或反复发作，即为慢性腹泻。中医学认为患者久泻多是由于饮食不慎，情志失调，年老或素体脾胃虚弱等引起，腹泻日久，加重虚弱，以脾虚为主要病机，症状包括腹胀隐痛，饮食不振，乏力，大便稀溏，每日 3 次以上，伴畏寒。

（二）中医药膳

可用健脾补益中药和食物组成"药方"和"米粥粉方"。脾虚患者可用健脾粥。药物组成：黄芪 12g，党参 15g，茯苓 12g，白术 10g，山药 10g，山楂 20g，大枣 10g，甘草 4g，水煎煮取药汁约 500mL，冲以"米粥粉"（组成：熟豆面 20g，熟小米面 20g，羊肝粉 30g，维生素 C100mg，复合维生素 B 片 1 片），搅拌、溶解为稠粥，分早、晚 2 次温服，15 天为 1 个疗程，连用 6 个疗程。食疗期间症状改善 1 周后中药方可酌情加减，继续以药粥巩固疗效。肾虚患者可在上述药膳基础上加干姜 6g，肉桂 3g，煎服法及疗程同上。

药膳中黄芪、党参、茯苓、山药有增强免疫、调节肠道的作用；干姜、肉桂有抗腹泻、抗菌的作用；米粥粉富含蛋白质、维生素等营养成分，也起到补充营养、增强免疫的作用。

四、功能性消化不良

（一）概述

功能性消化不良是临床上常见的疾病，目前西医以对症治疗为主，见效快，但症状易复发。在中医相关古籍上并没有"功能性消化不良"这一病名的记载，根据患者的主要症状，可以与古代医学书籍上所记载的"痞满""胀满""胃脘痛"等病相对应，张仲景的《伤寒论》中最早提出"痞满"这一病名，并且认为"满而不痛者，此为痞"。功能性消化不良病位在胃，涉及肝、脾，基本病机是脾虚气滞、胃失和降。

（二）中医药膳

药膳方健脾益气粥（组成：陈皮15g，山药10g，薏苡仁10g，玫瑰花10g，大枣6g，粳米30g），每次食用200mL，日一次，可代餐食用。

粳米中的碳水化合物可提供人体所需热量，另外尚含有淀粉、蛋白质、维生素等物质，而其中维生素B族成分可缓和神经。陈皮性温，归于肺、脾经，长于健脾理气；山药性平，味甘，补脾、肺、肾，《本草正义》中将其记载为上品之药。薏苡仁，又称薏米，在临床上作为中药使用已有数千年，《神农本草经》中即有相关记载，归脾、胃、肺经，健脾益气粥中加之以健脾渗湿止泻。大枣味甘、性温，归脾、胃两经，其功能主要在补气养血安神、健脾益胃等方面。

五、功能性便秘

（一）概述

功能性便秘又称为"习惯性便秘""单纯性便秘"，是排除肠管器质性病变、全身系统性疾病和药物影响等继发性因素外的慢性便秘，临床上患者以排便次数减少，排便困难或排便不尽，便质干结为主诉。属于中医学"便秘""脾约"等范畴，其病因复杂，但多与外感六淫之燥、热、湿邪，内伤情志气机郁滞，以及饮食不节、劳逸不当等相关，此外，瘀血、痰浊、水湿、体虚、误治等亦可致便秘的发生。便秘的病机关键在脾胃，脾气主升，胃气主降，脾宜升则健，胃宜降则和，脾胃的运化是大肠通降传导的前提，中老年人随着年龄的增长或长期饮食不节均可导致脾失健运，中焦困乏，斡旋失司，大肠失于濡养，传导失司，故见大便难。临床中将便秘辨证分为气虚型、阴虚型、阳虚型、血虚型、气滞型及其他，研究显示，气虚型及气虚合并气滞、血虚型便秘患者占大多数，且多与年龄、工作疲劳、运动量少等因素相关。中医药膳食疗以辨证论治为法则，选用适合食饮者体质的食物或食药配料，按照食疗食法食忌理论指导患者食用饮用，在治疗便秘及其他慢性疾病中均取得了较好的临床疗效。

（二）中医药膳

针对常见的气虚型便秘可用通便药膳饼干治疗。组成：火麻仁、黑芝麻、栗子粉、甜杏仁、玉米面、红薯粉等。制作的饼干每块称重约20g，饭后15分钟嚼服，并饮用温水200mL，每天2次，早晚各1次。

方中火麻仁，味甘性平无毒，能润燥通便、补中益气，最新研究表明，火麻仁油既能促进排便，还对便秘模型动物出现的肠道炎性损伤有所改善。黑芝麻，味甘性平，《食疗本草》谓之能"治虚劳，滑肠胃，行风气，通血脉，祛头风，润肤"，有补益肝肾、滋润肠胃的功效。栗子，味甘性温，有益气补脾、健胃厚肠、补肾气的功效，栗子果仁以淀粉含量为主，并包含蛋白质等多种营养物质，其所含抗性淀粉被证实能调节肠道菌群，有良好的益生菌作用。甜杏仁，味甘，性平，具有和胃润肠、润肺止咳的功效，《难经正义》言"是以大便闭结，有升举肺气之法也"，甜杏仁宣肺润肺，即"提壶揭盖"之意。玉米，味甘性平，能健脾益胃、利水渗湿，在心脑血管疾病、癌症、机体免疫功能、抗衰老等方面亦具有一定的疗效。红薯，味甘性平，无毒，具有补虚乏、健脾胃、益气血、强肾阴之功。现代研究发现红薯中含有大量不易被消化酶破坏的果胶和纤维素，能软化大便，促进消化液分泌和胃肠的蠕动，从而起到清胃通便的作用。上述诸多药食同用之品配合，起到益气健脾、润肠通便的功效。

六、慢性肝炎

(一) 概述

慢性迁延性肝炎多是急性肝炎失治误治或迁延不愈所致，病程多在半年以上，属慢性消耗性疾病。常伴随肝脏疼痛、疲倦乏力、腹胀、食欲不振等症状，上述症状多持续几个月或者几年。

注意日常膳食搭配对慢性肝炎患者肝脏功能恢复是十分重要的。慢性肝炎食疗的目的是减轻肝脏负担，给予患者每日所必需的营养物质，促使肝脏功能逐渐恢复正常。目前营养代谢治疗作为慢性肝病患者综合诊治的重要组成方面而受到广泛关注，在具体的治疗过程中，营养物质的选择至关重要。

西医学普遍认为，慢性肝炎患者的治疗效果及其预后与机体的营养情况密切相关。肝脏作为人体营养物质的主要代谢器官，其功能的异常改变往往影响着人体日常所需多种营养元素的补充和储备。

（二）中医药膳

中医食疗历史悠久，早在《黄帝内经》中就有对饮食与五脏关系的论述，通过多年来对疾病预防调护的探索，中医学者发现在疾病的治疗过程中，佐以饮食药膳，常可有增强治疗效果，降低药物毒副作用，补充人体正气的功效。尤其对于慢性肝炎这类慢性消耗性疾病来说，在药物治疗的过程中，佐以药膳，常能减轻药石毒性，增强人体正气，改善患者身心状态，起到辅助药物治疗的作用。以下针对不同证型的慢性肝炎推荐药膳方。

1. 肝气郁结型

胁肋部胀痛，疼痛游走不定，常常伴随着胸闷、少食、嗳气、苔薄白、脉弦等。

（1）郁金清肝茶

组成：郁金（醋制）10g，绿茶2g，炙甘草5g，蜂蜜25g。

做法：在砂锅中倒入清水，大约1L，把上述材料放入锅中，煮30分钟，取汁即可。每日1剂，也可多次饮用。

（2）萝卜炒猪肝

组成：鲜猪肝350g，白萝卜250g。

做法：把猪肝、萝卜洗净以后切成片状，在锅内加入适量的植物油，煸炒八成熟，然后煸炒萝卜片，加入适量的盐，再把猪肝炒熟，与萝卜片放在一起翻炒，添加调料及香油，煸炒几分钟以后就可。

（3）梅花粥

组成：红梅花 5 ～ 10g，粳米 50 ～ 100g。

做法：把粳米煮成粥，关火前，加入梅花片煮几分钟即可。每日早晚服 2 次，连服 7 ～ 10 日。

（4）玫瑰花粥

组成：玫瑰花 10g，粳米 60g。

做法：粳米加清水煮成粥，粥快要熟的时候，加入玫瑰花瓣，稍微煮几分钟就可以，可当作早餐服用。

2. 肝胃不和型

胁肋胀（隐）痛，精神抑郁或易怒，饮食减少，肠鸣矢气多，脘腹疼痛，脉络悬系，大便不解，苔薄白。

（1）泥鳅炖豆腐

组成：泥鳅 500g，豆腐 250g。

做法：把豆腐切成块状，取出泥鳅内脏并放置锅内煎一下，再与豆腐及生姜末一起放入砂锅中，注入清水煮 20 分钟，加入葱花，再略煮一会即可。每周 1 ～ 2 次，佐餐食用。

（2）陈皮花生红枣汤

组成：花生 50g，红枣 50g，陈皮 6g。

做法：诸药共煲烂，佐餐食用。

（3）怀山陈皮鸭

组成：鸭子 1 只（大概 500g），生姜 5g，怀山药 30g，陈皮 10g，薏苡仁 20g。

做法：把鸭子褪毛洗干净，剔除内脏，然后把陈皮、薏苡仁、怀山药、生姜等装入鸭子体内，蒸熟，放入适量的汤，加入葱、姜、蒜、味精、酱油等调味品，就可以食用了。

3. 脾虚湿困型

脘腹胀满，口黏不爽，身体乏力，大便不畅，少气懒言，舌苔白腻，脉象弦濡。

泥鳅饼

组成：活泥鳅 2000g，黄豆、扁豆、薏苡仁、怀山药、赤小豆、太子参各等量。

做法：把泥鳅放在水中养一天，让其排干净肠内杂物，第二天放在烘箱中烤干，然后研制成末，使用黄豆、扁豆、薏苡仁、怀山药、赤小豆、太子参等适量研制成粉状，与泥鳅粉混合，拌匀后一起制作成饼，或者煎煮成粥。

4. 肝胆湿热型

肋腹胀痛，口苦恶心，食欲不振，舌苔暗黄，苔痕厚重，舌根肿痛，大便阻滞。施膳原则：清利湿热，凉血解毒。

（1）二鲜饮

组成：鲜藕、鲜茅根各 120g。

做法：将鲜藕、鲜茅根洗干净，把茅根切碎，把鲜藕切成片状，同时放入砂锅中，添加适量清水，大火煮沸后转至小火煮 30 分钟。上下午分服。

（2）蜂蜜五味子饮

组成：蜂蜜 1000g，五味子 250g，虎杖 500g。

做法：把五味子、虎杖洗干净，倒进砂锅内，加入适量清水浸泡大约 30 分钟，然后用大火煮沸，转至小火煮 30 分钟，把药液过滤出来。最后把蜂蜜和药液同时放在砂锅内，煮 5 分钟就可食用。每日服 3 次，每次用量 1 平勺，服时可用沸水冲泡，可常服。

（3）双花茶

组成：金银花、白菊花各 10g。

做法：将两花放入茶杯中，加适量热开水。代茶，频繁使用，可以连续用热水冲泡 3～5 次，当日饮完。

（4）山栀根煮鸡蛋

组成：山栀根 15g，鸡蛋 1 枚。

做法：山栀根加入清水 400mL，温火煮沸 15 分钟，去渣后加入蛋花即可。吃蛋喝汤，一天服用 1 剂，以 10 天作为 1 个疗程。

（5）枇杷竹叶茶

组成：新鲜的竹叶、枇杷叶和鲜芦根各取 20g。

做法：将上述原料洗净切碎，然后倒入砂锅中，倒入适量的清水煮沸，去渣取汁。代水，多次饮用，每次可连续用热水冲泡 5 次左右，当日全部饮完。

慢性肝炎的治疗过程中应时刻关注患者机体的营养情况，西医学认为患者机体的营养情况是慢性肝炎治疗效果及预后的重要保证。在慢性肝炎的治疗过程中，运用营养干预能有效地改善患者机体的免疫系统，增强机体抗病能力，预防或减轻慢性肝炎病程中的多种并发症。膳食调理对肝炎患者的肝脏保护和肝功能恢复非常重要。无论是肝炎还是肝硬化，减轻肝脏负担，给予充足的营养是肝脏恢复正常的重要保证。

七、中医药膳食疗在儿童脾胃调理中的应用

（一）概述

中医学认为，脾胃乃后天之本，"四季脾旺不受邪"，但儿童乃"稚阴稚阳"之体，且"脾常不足"，脏腑娇嫩，形气未充，不耐寒热，易感邪气。中医五脏学说中，脾为后天之本，气血生化之源，主运化、升清，全身的营养供给皆有赖于脾的

健运。食物经胃消化、吸收后转化为水谷精微，脾将水谷精微输布于全身各处，以营养五脏六腑、形体肢节、组织官窍。若脾失健运，则消化、吸收和转输营养物质的功能失常，可引起食少、纳呆、腹泻、腹胀、便溏等症状。《育婴家秘》记载："人以脾胃为本，所当调理，小儿脾常不足，尤不可不调也。"说明儿童脾胃功能尚未发育完善，容易因饥饱失宜、饮食无度伤及脾胃。药物的寒热偏性、毒性也使得临床用药受到一定的限制。而中医药膳食疗恰具有以下独特优势：①小儿生长发育迅速，新陈代谢旺盛，常需一日三餐甚至多餐满足所需，通过调摄饮食、运用药膳的方法，可高频、持久地发挥疗效。②食药同源，进食和防治疾病同时进行，一举两得，避免了打针吃药的痛苦和不良反应的发生。③药膳所用的食材或药材，既可归属于中药范畴，治疗疾病，又是大家餐桌上色香味俱全的食品，食药融合，较为满意地解决了儿童对口感的挑剔，也满足了他们所需的营养。

（二）具体疾病及中医药膳

常用于改善小儿脾虚的药膳中的药物有黄芪、茯苓、白术、党参、山药、芡实、白豆蔻、莲子、大枣、粳米、生姜、薏苡仁、砂仁、莲子肉、麦冬、五味子、百合、白芍、陈皮、青皮、麦芽、山楂、谷芽、鸡内金、佛手、酸枣仁等。

1. 小儿泄泻

小儿常见的消化系统疾病有小儿泄泻，中医学认为，多责之于脾之运化水湿失调，水湿不运，清浊不分，水谷不化，走于大肠，而作泄泻。治以健脾祛湿。可用以下食疗方。

（1）山药芡实小米粥

山药30g（或新鲜去皮山药100g），芡实30g，小米100g。

武火煮开，转文火煮30分钟，即可食用。山药健脾益气、利湿止泻，芡实健脾固肾、收敛止泻，小米养护胃气。儿童常服热粥，可以养护脾胃，此方适用于小儿泄泻脾胃虚弱证的儿童。

（2）党参山药粳米粥

党参15g，山药30g，人参15g，粳米80g。武火煮开，转文火煮40分钟，即可食用。党参、人参健脾益气，其中党参药力较为缓和，善于补脾肺之气，尤以脾肺两虚者适用；山药健脾益气，利湿止泻，党参和山药搭配食用，不仅健脾还能生津养阴；粳米补益脾胃，除烦止渴。此方具有生津养阴、健脾益气的功效，适用于小儿泄泻脾气虚弱证的儿童。

（3）参莲大枣粥

党参15g，莲子30g，大枣5枚，粳米50g，白糖适量。先将党参、莲子研成细末，大枣去核切碎，再将粳米与党参末、莲子末、大枣肉一起加适量水煮成粥，加白糖少许，即可食用。莲子补脾、涩肠，大枣补中益气、滋养脾胃，白糖和中益肺、调味。此方具有益气补虚、健脾止泻的功效，适用于身体虚弱、脾胃功能较弱引起的泄泻。

（4）糯米固肠粥

糯米80g，山药30g，胡椒粉、白糖适量。先将糯米炒微黄，山药研成细末，然后把两者放入锅中，加适量水共煮成粥，食时加胡椒粉少许、白糖适量调服。糯米补脾胃，胡椒粉温中行气。此方具有健脾暖胃、温中止泻的功效，适用于小儿泄泻脾胃虚寒证的儿童。

（5）苹果胡萝卜泥

新鲜苹果、胡萝卜各1个，白糖适量。将苹果、胡萝卜切成小块，蒸熟后捣成糊状，加入少许白糖即可食用。熟苹果中含有的鞣酸、熟果胶，具有收敛肠道水分和止泻的作用；胡萝卜不仅含有促消化、杀菌的挥发油，而且含有果胶、黄碱素等止泻成分。此方适用于小儿泄泻的各种证型。

2. 小儿乳食积滞

小儿脾胃功能虚弱，加上自制力较差或家长护理不当，都有可能造成乳食积滞，久之食积化热，耗伤阴液，出现纳差、口干口臭、脘腹胀满、腹部灼热、心烦易怒、夜寐不安、小便黄赤、大便臭秽或秘结等症状。常用消补兼施法，治以消食导滞，清热化积，健脾。

（1）山楂麦芽粥

山楂 30g，麦芽 30g，粳米 80g，白糖适量。先将山楂、麦芽包好放入锅中，加适量水，煎煮 30 分钟后去掉药渣，再加入粳米煮成稀粥，加适量白糖调味，即可食用。山楂、麦芽消食健胃，尤适合米面类食物引起的消化不良。此方具有健脾开胃、消食导滞的功效，适用于食积或消化不良的儿童。

（2）消食泻火茶

金银花 5g，竹茹 10g，广陈皮 5g，山楂 10g，麦芽 5g，谷芽 5g，乌梅 3g，蜂蜜、糖适量。将金银花、竹茹、广陈皮、山楂、麦芽、谷芽、乌梅放在较大容器中，开水冲泡约 15 分钟后，加蜂蜜、糖适量，即可饮用。此方具有开胃消食、清热泻火、滋养胃阴的功效，适用于食积有热的儿童。

3. 儿童便秘

儿童五脏功能较弱，若脾失健运、食积不化、肝气郁结、肺失宣降、气血津液不足等皆可导致大便秘结难解。实证便秘，多因心肺之热下移大肠或胃肠积热，煎熬大肠津液，使其传导失司，燥屎内结；虚证便秘，多由于气血津液不足，气虚则推动无力，阴液不足则濡润不及，肠道内糟粕难以推送排出。儿童便秘的调理以食疗为主，若症状严重者，可用中药导滞通便。

（1）芪术瘦肉汤

瘦肉 100g，黄芪、白术各 10g，大枣数枚。白术、黄芪、大枣、瘦肉武火煮开后，转文火焖煮 30 分钟，即可食用。白术、黄芪为益气健脾的常用药对，且白术通便效果较好。此方具有养阴血、生津液、通便的功效，适用于虚证便秘的儿童。

（2）奶蜜饮

黑芝麻 25g，牛奶 150mL，蜂蜜适量。黑芝麻捣烂，放入已煮开的牛奶中，加入适量蜂蜜调匀，少量多次服用即可。便秘严重者，清晨空腹饮用较好。黑芝麻补肾润肠通便，蜂蜜、牛奶甘甜滋润，兼顾营养和口感。此方具有补肾润肠通便的功效，适用于虚证便秘的儿童。

（3）香蕉燕麦粳米粥

新鲜香蕉 1 根，燕麦片 20g，粳米 80g。粳米入锅煮开后，转文火煮 20 分钟，加入燕麦片，继续煮 5 分钟，再加香蕉块，煮 5 分钟后关火。香蕉润肠通便，燕麦富含粗纤维，两者均为通便常用食物；粳米米糠层中含有的粗纤维有助于胃肠的蠕动。此方具有润肠通便的功效，适用于所有便秘的儿童。

（4）鲜汁饮

部分新鲜的水果或蔬菜汁，以梨汁、甘蔗汁、玉米汁、白萝卜汁、黄瓜汁、苹果汁、荸荠汁等较多用，亦可加入蜂蜜、白糖调和口味，原料种类及用量无严格限制。此方具有泻火通便的功效，适用于实证便秘的儿童。

除此之外，黑芝麻糊、红薯粥、莲藕粥等及富含粗纤维及油脂含量较高的坚果类，皆可作为改善小儿便秘的食材。

第四节 心脑血管疾病

心脑血管疾病是心脏血管和脑血管疾病的统称，泛指由于高脂血症、血液黏稠、动脉粥样硬化、高血压等所导致的心脏、大脑及全身组织发生的缺血性或出血性疾病。心脑血管疾病是一种严重威胁人类，特别是 50 岁以上中老年人健康的常见病，具有高患病率、高致残率和高死亡率的特点，即使应用目前最先进、完善的治疗手段，仍可有 50% 以上的脑血管意外幸存者生活不能完全自理，全世界每年死于心脑血管疾病的人数高达1500 万人，居各种死因首位。

常见病有高血压、冠心病、心力衰竭、脑卒中等。这些病往往病程较长，需长期或终生服药治疗，中医药膳在此类疾病中可以起到很好的调养作用，对控制疾病发展、预防并发症和减轻药物副作用有很好的辅助作用。

一、高血压

（一）概述

高血压是一种以体循环动脉压升高为主要特点的临床综合征。通常，我们以非药物及安静状态下，两次或两次以上非同日、多次重复血压测定所得的平均值为依据，将收缩压 ≥ 140mmHg 和（或）舒张压 ≥ 90mmHg 诊断为高血压。

高血压病，大多数中医学者将其归属于"眩晕""头痛"等范畴。《中医临床诊断术语·疾病部分》将高血压病称为"风眩"，是以眩晕、头痛、血压增高、脉弦为主要表现的眩晕类疾病。本病的病位、病因、病机，中医认识尚存较大争议。其病位多责之血脉及肝、心、肾。其病因多由风、火、痰、虚、瘀杂而为祟，如果先天禀赋不佳、肝肾不足、血脉亏虚，加后天情志不畅、饮食不节、起居失调，就会痰瘀互结、毒损络脉、血压升高。病机为阴阳失衡、气血失调。证候表现为本虚标实。常见证型有肝阳上亢、阴虚阳亢、肝火亢盛、风阳上扰、痰浊壅盛、瘀血阻络等六型。

（二）中医药膳

近年许多研究已证明中医药膳食疗在高血压病的防治方面具有重大作用，包括小样本调查研究、临床试验及个人经验，但均缺乏充分的循证依据。因此，要利用循证医学方法筛选出历年来治疗高血压病的临床信息与中医药膳食疗方，总结中医药膳的组成及食材配伍规律、合理用量、剂型及用法，制订出中医食疗辨证治疗高血压病干预方案，指导医疗实践。

1. 肝阳上亢证

临床表现：眩晕耳鸣，头痛而胀，烦劳或恼怒而头晕、头痛加剧，两颧潮红，急躁易怒，失眠多梦，口苦，舌质红，苔黄，脉弦。

功效：平肝潜阳，滋养肝肾。

药膳方：决明荞麦粥（自拟方）。

组成：决明子、白菊花各 15g，荞麦 100g，白糖 15g。

做法：决明子放入铁锅内炒至起爆微有香气时取出，冷却后与白菊花同放入砂锅加水适量，煎煮 30 分钟，去渣取汁，澄清去沉淀。荞麦洗净入锅加药汁煮熟成粥，加白糖调味即可。每日 1 剂，早晚服食。

2. 气血亏虚证

临床表现：头晕，眼花，动则加剧，劳累即发，面白唇淡，心悸失眠，乏力，饮食减少，舌质淡，脉细弱。

功效：补益气血，健运脾胃。

药膳方：洋葱红枣汤（自拟方）。

组成：洋葱 60g，红枣 30g，东阿阿胶（研成粉）10g。

做法：将洋葱切成寸许长片，与洗净的红枣同置锅内，加水适量，熬煮 30 分钟后加入东阿阿胶粉调和均匀即可食用。喝汤，食枣与洋葱。每日 1 剂，分 2 次食用。

3. 肾精不足证

临床表现：头晕眼花，精神萎靡，失眠多梦，健忘，腰膝酸软，性欲减退，遗精，耳鸣。舌淡红，脉沉细。

功效：补肾填精。

药膳方：①滋肾肝膏汤（《养生食疗菜谱》）。

组成：熟地黄、枸杞子、桑椹子、女贞子（酒炒）各 10g，菟丝子、肉苁蓉、车前子各 6g，猪肝 250g，鸡蛋清 2 个，鸡汤 700g，葱节 15g，姜片 10g，熟鸡油 8g，胡椒粉、食盐、绍酒、味精各适量。

做法：熟地黄、桑椹子、女贞子（酒炒）、菟丝子、肉苁蓉、车前子洗净烘干，研成细末备用；枸杞子温开水泡涨；猪肝剔去筋膜，洗净，刀捶成蓉，盛入碗内，加清水 150g 调匀，滤去肝渣不用；姜片、葱节置肝汁中浸泡 10 分钟后拣去不用；再加入中药细末及鸡蛋清、胡椒粉、食盐、绍酒各适量并调拌均匀后，上笼旺火隔水蒸 15 分钟，使肝汁和药汁相互结合成膏至熟；砂锅置旺火上，倒入鸡汤，加入盐、胡椒粉、绍酒后烧开，加入味精；取肝膏，用竹片沿着蒸肝膏的碗边划一圈，注入已调味的鸡汤，撒上枸杞子，滴上鸡油即可。佐餐食用，每日 1 剂，分 2 次用完。调味即可服食。可酌情服用。

②怀山杞子粥（自拟方）。

组成：怀山药 30g，枸杞子 10g，荞麦 50g。

做法：将怀山药、枸杞子、荞麦加适量水，文火煮成稀粥即可。

4. 痰浊上扰证

临床表现：眩晕时发，头重如裹，恶心，呕吐，胸闷食少，乏力，多寐，舌苔白腻，脉濡滑。功效：燥湿化痰，和胃降逆。

药膳方：泽泻荞麦粥（自拟方）。

组成：泽泻 50g，白术 15g，陈皮 10g，川牛膝 10g，荞麦 50g。

做法：将泽泻、白术、陈皮、川牛膝同入砂锅，加水煎煮，去渣，取汁备用。荞麦洗净，放入锅内，加入药汁与水适量，文火煮成稀粥即可。每日 1 剂，分次食用。

在中医理论指导下进行食疗养生，指导人们改变不良生活方式，控制高血压病危险因素，有利于预防和控制高血压。同时，在选定饮食处方时，必须结合现代营养学与现代药理学研究一起考虑，才能增强疗效。生活方式干预降低血压和心血管危险的作用是肯定的，所有患者都应采用，主要措施包括减少钠盐摄入，增加钾盐摄入，控制体质量，戒烟，不过量饮酒，体育运动，减轻精神压力，保持心理平衡。

二、冠心病

（一）概述

冠心病是因多种因素损伤冠状动脉内皮细胞，造成冠状动脉粥样硬化，导致血管狭窄甚至梗死，引起心脏的损害。稳定型心绞痛、急性冠状动脉综合征与心肌梗死是冠心病常见的临床表现。冠心病是危害人类健康最主要的疾病之一。

冠心病属中医的"胸痹心痛"范畴，临床表现多以胸骨后和心前区闷、痛、莫名不舒为特点。由于动脉粥样硬化累及冠状动脉，导致心脏功能受损，冠状动脉管弹性下降，管腔狭窄，心肌代谢增强时增加了心肌的耗氧量，心肌供血不足引发冠心病心绞痛。疼痛时间较长容易发展为心肌梗死，含服硝酸甘油不易缓解，因此很多患者对西医用药并不满意，手术治疗本身也存在一定风险和局限，故中医药对冠心病的防治有重要价值，包括中医汤剂治疗、片剂治疗及中医药膳治疗等方法。

根据中医对冠心病的辨证分型，可将冠心病分为心血瘀阻证、痰浊壅盛证、阴寒凝滞证、阳气虚衰证、心肾阴虚证和气阴两虚证。

（二）中医药膳

1. 心血瘀阻证

临床表现：胸部刺痛，痛有定处，入夜尤甚，时或心悸不宁，舌质紫暗，脉涩。

功效：活血化瘀，通络止痛。

药膳方：①双参山楂酒（《常见病中医辨证治疗》）。组成：人参 6g，丹参、山楂各 30g，白酒 500g。做法：将人参、丹参、山楂同置于瓶中，加入白酒，浸泡 15 天即可饮用。每日 1 次，每次 10 ～ 15mL。

②山楂丹参粥（《心脏疾病的饮食调养》）。组成：山楂、丹参各 30g，当归、红花各 10g，粳米 100g，红糖适量。做法：山楂、丹参、当归、红花水煎取汁备用。粳米洗净置于砂锅，加入药汁及适量清水煮至粥熟，再加入红糖调味即可。每日 1

剂，分2次服食。

2. 痰浊壅盛证

临床表现：胸闷如窒而痛，或痛引肩背，气短喘促，肢体沉重，痰多，形体多肥胖，舌苔浊腻，脉滑。

功效：通阳泻浊，豁痰开结。

药膳方：①石菖蒲拌猪心（《医学正传》）。组成：猪心半个，石菖蒲10g，陈皮2g，料酒、食盐、味精、姜片各适量。做法：猪心洗净，去内筋膜，挤干净血水，切成小块备用。石菖蒲、陈皮洗净，与猪心一同放入炖盅内，加开水适量，调好料酒、食盐、味精、姜片各适量；炖盅加盖，置于大锅中，文火炖至猪心熟烂即可。每日1剂，3～5日为1个疗程。

②山楂荷叶薏苡仁粥（《中国药膳精选》）。组成：山楂、薏苡仁各20g，鲜荷叶50g，葱白5根，粳米100g，食盐3g。做法：将山楂、荷叶、薏苡仁、葱白洗净，再水煎取汁，去渣。粳米洗净置于砂锅，加入药汁及适量清水，同煮至粥熟，加入少许食盐调味即可。隔日1剂，分次温热食用。

3. 阴寒凝滞证

临床表现：胸痛彻背，遇寒痛甚，胸闷气短，心悸，重则喘息，或不能平卧，面色苍白，四肢厥冷，舌苔白，脉沉细。

功效：辛温通阳，开痹散寒。

药膳方：①薤白粥（《普济方》）。组成：薤白10～15g（鲜品30～60g），葱白2茎，粳米50～100g。做法：薤白、葱白洗净切碎。粳米洗净置于砂锅，加水适量，加入薤白、葱白一同煮为稀粥。分次温热食用。

②薤白羊肾粥（《圣济总录》）。组成：薤白7茎，羊肾1只，生姜6g，粳米100g。做法：将羊肾洗净剖开，去内膜，细切备用。粳米洗净置于砂锅，加水适量，待粥将熟时，加入羊

肾、薤白、生姜及食盐适量调味，稍煮搅和均匀即可。分次空腹温热食用。

4. 阳气虚衰证

临床表现：胸闷气短，甚则胸痛彻背，心悸，汗出，畏寒，肢冷，腰酸，乏力，面色苍白，唇甲淡白，舌淡白，脉沉细或脉微欲绝。

功效：益气温阳，活血通络。

药膳方：①桂心生姜粥（《中华临床药膳食疗学》）。组成：桂心 2g，生姜 10g，粳米 50g。做法：将生姜洗净，切片或拍破，与洗净的桂心一同入锅，加水适量煎煮，去渣，取汁备用。粳米洗净入砂锅，再加入药汁及适量清水，煮至粥成即可。每日 1 剂，顿食。

②灵桂羊肉汤（《中国药膳辨证治疗学》）。组成：淫羊藿 30g，肉桂 10g，羊肉 100g，食盐、姜、葱少许。做法：将淫羊藿、肉桂入砂锅，水煎 2 次，共煎液 1000mL 备用。将羊肉切成条状，加药液同煮，沸后加入姜、葱、食盐煮至肉熟烂即可。佐餐食肉喝汤，隔日 1 剂，直至症状明显改善。

5. 心肾阴虚证

临床表现：胸闷且痛，心悸盗汗，心烦不寐，头晕耳鸣，腰酸膝软，五心烦热，舌红或有瘀斑，脉细数。

功效：滋阴益肾，养心安神。

药膳方：①百合炖银耳（《李时珍药膳菜谱》）。组成：银耳、百合各 15g，冰糖 150g。做法：将银耳置于容器内，加水适量，浸泡 2 小时左右使之发透；将发透的银耳温水漂洗 2～3 次，去杂质与根蒂并控净水，再用开水浸泡片刻以去除土腥气味，捞起控净水备用；将百合掰开洗净，撕去内膜；冰糖以适量开水溶化并澄清去杂质；再将银耳置于容器，倒入冰糖水，加入百合，容器加盖后上笼蒸 2 小时，至汤稠耳糯即可。每日 1 剂，分 2 次空腹食用。

②五味枸杞饮（《摄生众妙方》）。组成：醋制五味子、枸杞子各 100g，白糖或冰糖适量。做法：将枸杞子捣碎，与醋制五味子一同放入容器中，加入沸水 1500mL，盖严，浸泡后加入冰糖或白糖搅匀即可。代茶饮。

6. 气阴两虚证

临床表现：胸闷隐痛，时作时止，心悸气短，倦怠乏力，懒言，面色少华，头晕目眩，遇劳则重，舌偏红，脉细弱无力或结代。

功效：益气养阴，活血通络。

药膳方：①人参茯苓麦冬粥（《常见病中医辨证食疗》）。组成：人参 3g，茯苓 10g，麦冬 5g，大米 100g，红糖 15g。做法：将人参、茯苓、麦冬水煎去渣取汁备用。粳米洗净置于砂锅，加水适量，加入药汁同煮至粥熟，调入红糖即可。每日 1 剂，分 2 次服用。

②猪心参芪汤（《中国药膳精选》）。组成：人参 7g，黄芪 12g，五味子 4g，猪心 1 具，食盐 2g。做法：将黄芪、人参、五味子洗净，纳入猪心内。将猪心置于砂锅，加水适量炖至肉熟烂即可。佐餐食用。

护理冠心病时给患者讲清药膳治疗很有必要，食疗胜于药疗。

三、慢性心力衰竭

(一) 概述

慢性心力衰竭是多种严重心血管疾病的终末阶段，其致残率、病死率高，生存率低。近年来有关慢性心力衰竭的药物和非药物治疗日趋系统和完备，心力衰竭的诊治得到了长足的进步，但患者的再入院率和死亡率并没有相应降低。归纳其中的原因除了药物的实际使用不达标及诊治不当外，患者缺乏全面系统的生活、运动、饮食等康复指导，这也是导致心力衰竭持续恶化的重要原因。饮食干预是疾病管理的重要内容，可通过规范患者的饮食行为，改善其饮食结构，从而提高临床疗效，并能有效改善患者的长期预后与生活质量。研究发现，对于心力衰竭患者，良好的饮食模式可以部分阻断和灭活神经体液激素，限制炎性进展，延缓心脏重塑，促进临床康复，并提高患者生活质量和降低远期死亡率。

中医药膳理论在长期的疾病防治中积累了丰富的理论与经验，是中国饮食文化特有的组成部分，也是中医防治疾病的一种独特方式。随着中国社会经济的迅猛发展，中医药膳也在随着中医药事业和饮食文化的发展而不断地繁荣和发展，并以其独特的天然性、实用性，以及防治疾病、养生保健的作用而被人们所接受和推崇。目前我国有些医疗机构开展了中医药膳的临床研究，显示药膳在防治一些慢性病时，能起到事半功倍的效果。对于慢性病患者来讲，药膳既是美味佳肴，更是一种能够防病强身，甚至治病祛疾的疗法，而且简便易行，行之有效，因此越来越受医者及患者的重视。中医药膳以中医理论为基础，以整体观念及辨证论治为原则，在防治心力衰竭方面，可以根据患者的证候及体质，辨证施膳，达到防治疾病，去除危险因素的效果，且口感良好而多变，易于患者接受及长期服用。有研究发现中医辨证施膳治疗慢性心力衰竭，临床疗效满意，因此将中医药膳学理论引入慢性心力衰竭的饮食干预中，使其与现代营养学理论相交融互补，这是构建慢性心力衰竭中医药膳调养方案的理论基础。

慢性心力衰竭属中医"心悸""水肿""咳喘""痰饮""心痹"等范畴。中医学认为，先天禀赋不足、肺病日久、邪毒内侵、情志内伤、劳逸失度、饮食不节等病因，导致心之气血耗伤，阴阳受损，脏腑功能失调，以致血脉不畅而瘀血阻滞，津行障碍而水湿停聚，遂发为本病。其病位主要在心，但病变涉及肺、肾、肝、脾诸脏，本虚标实。心气心阳亏虚是慢性心力衰竭的病理基础，贯穿疾病发生及发展的全过程，为病之本；血脉瘀滞为其病理的中心环节，血瘀水停乃病之标。总之，"虚""瘀""水"为本病之病理关键。

根据慢性心力衰竭之虚实主次不同，临床可分为心肺气虚、气阴两虚、气虚血瘀、痰饮阻肺、阳虚水泛、阳气虚脱等证型。气阴两虚证病位主要在心肺，与心肺气虚证均多见于慢性心力衰竭的早期，尚属病轻；气虚血瘀证病位主要在心肺而瘀及肝与全身；阳虚水泛证病位主要在心肾而脾亦受累；痰饮阻肺证为慢性心力衰竭之标证而病之根本仍然在心，均属病重；阳气虚脱证乃久病耗损，心阳虚脱，则属病重至极。本病治宜标本兼顾，治本以温补为主，治标以祛邪为要，益气、养阴、温阳、祛瘀、行水、化饮、固脱等为常用治法。对于病轻者，药膳有一定的防治作用；对于病重者，药膳有辅助治疗作用；若为阳气虚脱之极重症，则药膳调理已无意义。

（二）中医药膳

1. 心肺气虚证

临床表现：心悸，咳嗽，气短而喘，胸闷，神疲乏力，声低懒言，自汗，动则诸症加重；或食少纳呆，或尿少浮肿；面色淡白，舌淡苔白，或舌胖大有齿痕，或有瘀点瘀斑，或唇舌淡紫，脉弱或结或代。

功效：补益心肺。

药膳方：补虚正气粥（《圣济总录》）合山楂粥（《粥谱》）。黄芪 30g，人参 10g，粳米 100g，山楂 30～40g，砂糖 20g。每日 1 剂，分 2 次于早晚温热食用。3～5 天为 1 个疗程，可根据需要食用多个疗程，疗程间隔 2～3 天。

2. 气阴两虚证

临床表现：心悸怔忡，气短乏力，动则加重；头晕目眩，心烦失眠，自汗盗汗，口干咽燥；舌红苔少，脉细数或促、涩或结代。

功效：益气养阴。

药膳方：生脉粥（《富贵病家庭药膳》）。红参 6g，麦冬 15g，五味子 10g，粳米 50g，冰糖 15g。每日 1 剂，分 2 次于早晚温热食用，连用 2～5 天。

3. 气虚血瘀证

临床表现：心悸气短，神疲乏力，动则加重；胸胁疼痛，颈部青筋暴露，胁下痞块，纳差，下肢浮肿，面色青灰，唇甲青紫；舌质紫暗或有瘀点瘀斑，脉涩或结代。

功效：益气活血。

药膳方：丹参粥（《东方药膳》）合山楂粥（《粥谱》）。丹参 30g，黄芪 15g，大枣 5 枚，山楂 15～20g，糯米 50g，红糖适量。每日 2 剂，早晚各 1 剂，温热食用。

4. 痰饮阻肺证

临床表现：心悸咳喘，不得平卧，痰白或黄而黏稠，胸脘痞闷，头晕目眩，尿少肢肿；舌苔白腻或黄腻，脉弦滑数。

功效：泻肺化痰。

药膳方：葶苈子粥（《美食中国》）合白术茯苓粥（《东方药膳》）。葶苈子 10g，白术、茯苓各 10g，大枣 5 枚，粳米 50g，冰糖适量。每日 1 剂，分 2 次于早晚温热食用，连续 5 ~ 7 天。

5. 阳虚水泛证

临床表现：心悸气喘，畏寒肢冷，腰膝酸冷，尿少浮肿，面色㿠白；舌质淡暗，舌苔白滑，脉沉无力或结代。

功效：温阳利水。

药膳方：参芪附子粥（《中国药膳大全》）。人参、黄芪各 10g，附子 3g，红枣 8 枚，粳米 100g，红糖适量。每日 1 剂，分 2 次于早晚温热食用。

慢性心力衰竭的中医药膳调养方案是在中医理论的基础上建立的具有中医特色的慢性心力衰竭饮食干预方案，其核心是针对心力衰竭患者的基本病机及核心证型进行辨证施膳调养，主要目的一方面是通过扶正固本，调整阴阳，培补中焦，以调整中焦脾胃功能，增加食物的摄入和营养的吸收，从而改善患者的体质，增强抗病能力；另一方面通过引入现代营养学原则，规范及优化慢性心力衰竭患者的饮食行为，达到饮食结构平衡化，营养素摄入合理化的目的，从而辅助心力衰竭治疗，改善心功能及营养状态，提高生活质量。

四、脑卒中

（一）概述

脑卒中又称脑血管意外，属于中医"中风"范畴。中医学认为，由外来风邪引发者称为"真中风"，由内生风邪引发者称为"类中风"，临床以后者更为常见。据 WHO 统计，我国脑卒中的发病率和病死率高居世界首位，是中老年人常见病和多发病。而在存活者中，发生再次脑卒中的风险增高，并由此危害生命和加重功能障碍，由脑卒中导致的后遗症也影响着患者和家庭的生活质量。脑卒中的后期康复是脑卒中治疗的重点，而营养均衡的饮食对康复期脑卒中患者有着营养支持和促进恢复的作用。

脑卒中康复期有虚（阴虚、阳虚、气虚），火（肝火、心火、胃肠实热），痰（湿痰、痰热），瘀（血瘀）之不同，以本虚标实为基本病机，饮食指导应根据证候之不同而辨证选药、选方。在脑卒中康复期的药膳中当根据病机的偏重，分而处之，结合食物的性味、归经之特性，寒者热之、热者寒之、虚者补之、实者泻之，"谨察阴阳所在而调之，以平为期"（《素问·至真要大论》）。

（二）中医药膳

脑卒中康复期以虚为本，虚又有阴虚、阳虚、气虚之不同。

1. 阴虚

临床表现为失眠多梦、盗汗、颧红、口干口渴、五心烦热、舌红少苔等。

可以选用的食材有黑芝麻、核桃仁、桑椹、杏仁、阿胶、赤小豆、枸杞子、酸枣仁。

其中黑芝麻滋肾润肠；核桃仁补肾温肺、润肠通便，常用于老年人哮喘及吸气困难、便秘者尤佳；桑椹滋肾阴而养血；杏仁养肺气而润肠通便；阿胶养血活血，又安神，能与其他材料合用，作为溶媒，在膏方中常用，如固元膏；赤小豆滋肾阴而清热；枸杞子平补肾阴肾阳；酸枣仁滋阴安神，以炒者佳。

2. 阳虚

临床表现为怕冷肢凉、夜尿增多、面色暗黑或苍白、舌淡胖有齿痕、舌苔厚腻。

可以选用芡实、川花椒、小茴香、肉豆蔻、肉桂、龙眼肉、生姜。

芡实补肾健脾，常用于老年性夜尿增多；川花椒、小茴香、肉豆蔻、肉桂能温补肾阳以散寒湿；龙眼肉大补元阴元阳；生姜温胃散寒。

3. 气虚

临床表现为肢体偏枯不用，肢软无力，面色萎黄，舌淡苔薄白，脉细弱。

可以选用莲子、红参、西洋参、山药、葛根、茯苓。

莲子健脾益气化湿；红参益气温阳，西洋参益气养阴，红参强于温阳，而西洋参强于温补而不生热；山药益气养阴，又能健脾养胃，为食补之佳品，能入粥类，亦能入菜品；葛根益气健脾，善益肺气而扶卫气，能有效预防外感，同时又舒经通络，对卒中后肢体痉挛、颈项拘急有缓解作用，并能降压，又能缓解脑血管痉挛而对痉挛性头痛有效；茯苓健脾益气，常与莲子等同用。

以上述中药为材料，又根据患者情况及中药口感，推荐如下几个常用药膳方。

①阿胶滋肾膏，由阿胶 500g，黄酒 500mL，黑芝麻 100g，核桃仁 100g 组成，便秘或老年性咳喘，又无糖尿病患者可加蜂蜜 200g，将阿胶烊化，兑入黄酒、蜂蜜，充分溶解后放入核桃仁、黑芝麻，冷却后切块，每日服用。本方具有滋阴补肾、养血活血、润肠通便的功效，对卒中后阴虚、血瘀、便结患者有效。失眠者可以加入酸枣仁 200g。

②山药莲子粥，由莲子、山药、高粱米各 100g，枸杞子 50g 组成，共同煎煮，食粥，具有健脾益气之功，能有效改善患者乏力等症状，怕冷者可加入红参 10g，夏天食用以西洋参为佳。

③桂圆芡实粥，具有温补肾阳、收敛固涩之功，尤适用于

老年人夜尿频者。

脑卒中康复期患者火热亢盛证候以肝火、心火、痰火、胃肠实热多见。肝火以肝阳上亢为病机，表现为心烦易怒、噩梦纷纭、舌质红等，当清肝泻火，可以选用菊花、决明子、天麻、钩藤、生麦芽、槐花、桂花等，此类中药均具有清肝疏肝之效，其中菊花、决明子、钩藤、生麦芽、槐花、桂花以茶代饮为主，天麻以煲汤为主，桂花和槐花亦可以入粥。如桂花粥，以桂花30g，生薏苡仁100g，燕麦100g组成，先煮薏苡仁，米熟汤成下桂花、燕麦，食粥。心火亢盛表现为失眠、心悸、舌尖红等症状，常与肝阳亢盛兼见，选用竹叶茶、龙井茶、银耳、柏子仁、百合等食材，其中竹叶茶、龙井茶清热利尿，尤善于清心火而安神；银耳滋阴润肺清心，柏子仁养血安神，百合滋阴润肺、清心安神。笔者组方百合养心粥治疗心火亢盛之失眠患者，由柏子仁50g，百合50g，生薏苡仁50g，燕麦50g组成，同煎食粥。胃肠实热以大便秘结、多食易饥、口臭、口疮、舌质红、舌苔黄厚腻为主要表现。可以选用苦丁茶、苦瓜、芹菜、黑木耳、番泻叶、炒麦芽、炒谷芽、蜂蜜、郁李仁及其他果仁类等食材。其中苦丁茶、番泻叶、炒麦芽、炒谷芽、蜂蜜适合于茶饮；苦瓜、芹菜、黑木耳宜作为菜肴；果仁类食物可以入粥煎服。

痰瘀阻滞是脑卒中有形实邪的主要形式，痰瘀容易阻滞清窍及脉络而影响预后，以舌苔厚腻、舌底瘀滞为主要表现。可以选用薏苡仁、白扁豆、莲子、茯苓、白果、罗汉果、甘草、胖大海、荷叶、陈皮等化痰食材；三七、桃仁、生山楂、红花等活血化瘀食材。其中薏苡仁、白扁豆、白果、莲子、茯苓健脾化湿，可以入粥煎服，甘草、罗汉果、胖大海、陈皮燥湿化痰适宜于茶饮；三七健脾扶正又化瘀通络，适宜于煲汤；桃仁活血化瘀、通腑泻浊，适宜于入粥；生山楂、红花活血化瘀，适宜于茶饮及入粥。常用药膳如薏苡仁莲子羹，由生薏苡仁50g，白扁豆 50g，莲子 50g，粳米 50g，生山楂 30g 组成，同煎入粥，具有健脾益气、燥湿化痰、活血通络之功用。

脑卒中康复期患者以本虚标实为基本病机，表现为兼夹证的，食疗处方也当辨证而选药。如脾气虚弱、痰湿内阻，则健脾燥湿化痰，选用山药莲子粥配入生薏苡仁、白扁豆；阴虚内热，兼见痰瘀内阻，选用阿胶滋肾膏中加入桃仁；痰热腑实证，选用薏苡仁莲子粥中配入蜂蜜等；肾阴亏虚、心火亢盛（心肾不交）之失眠，选用百合养心粥加酸枣仁、阿胶等。

脑卒中康复期的药膳当辨证选用，根据其虚实之不同，补虚泻实。又当顾及其主症之不同，如失眠重者当重用阿胶、酸枣仁、柏子仁、百合安神；夜尿频重用红参、山药、芡实益气固涩；心烦易怒，选用槐花、天麻、钩藤疏肝清肝。在脑卒中康复期的药膳处方中，当以证候为基础，以患者的主诉为处方靶向，症证病三者结合，综合处方。同时食疗应当注意蜂蜜含糖量高、果仁类食物含油脂量高、粥类食物容易导致餐后高血糖等弊端，糖尿病患者避免食用高糖类食物，煮粥时当减少大米、玉米、麦仁等含淀粉高的配料，以高粱米、燕麦等淀粉含量低的配料为主；而高血脂患者当减少果仁类食物的摄入。

第五节　肿瘤相关性疾病

肿瘤是指细胞在致癌因素作用下，基因发生了改变，失去对其生长的正常调控，导致单克隆性异常增生而形成的新生物。

这种新生物常形成局部肿块，因而得名。肿瘤分为良性肿瘤和恶性肿瘤。癌症就是起源于上皮组织的恶性肿瘤。与良性肿瘤相比，恶性肿瘤具有生长迅速、侵袭性强，可以从原发部位播散到身体其他部位，会对人体产生严重的危害。我国常见癌症死亡率前几位在城市中依次是肺癌、肝癌、胃癌以及大肠癌。下面就来介绍几种防治癌症的药膳方法。

一、肺癌

肺癌是常见的恶性肿瘤之一，发病率居全部肿瘤的第 1 位或第 2 位，且有逐年增高的趋势，发病年龄多在 40 岁以上，男女之比约为 5：1，是以咳嗽、咯血、胸痛、发热、气急为主要临床表现的疾病。

1. 气血瘀滞型

临床表现：咳嗽不畅，胸闷气憋，胸痛有定处，如锥如刺，或痰血暗红，口唇紫暗，舌质暗或有瘀斑，苔薄，脉细弦或细涩。

百合三七兔肉汤

将百合 40g 洗净，三七 15g 切片，兔肉 250g 切成丝，一起放入锅内，加适量水炖熟，加盐调味食用。

2. 痰湿蕴肺型

临床表现：咳嗽，咳痰，气憋，痰质黏稠，痰白或黄白相兼，胸闷胸痛，纳呆便溏，神疲乏力，舌质淡，苔白腻，脉滑。

（1）银杏橄榄冰糖水

银杏 29 枚去壳，浸泡一天，去皮去心；鲜橄榄 10 枚去核捣烂；冰糖打碎，加水后一同小火慢炖，去渣饮水。

（2）白果怀山粥

白果 20g 去核及心，怀山药 30g 切成小段，猪瘦肉 60g 切成小块，粳米 50g，一同入锅，加适量水文火炖至肉烂熟，加盐调味服用。

3. 阴虚毒热型

临床表现：咳嗽无痰或少痰，或痰中带血，甚则咯血不止，胸痛，心烦寐差，低热盗汗，或热势壮盛，久稽不退，口渴，大便干结，舌质红，舌苔黄，脉细数或数大。

川贝百合猪肺汤

川贝母 10g 研粉备用，百合 50g，猪肺 250g 洗净切成片，挤去泡沫，加盐少许，三者一同放入锅中，加水炖 3 小时后调味饮用。

4. 气阴两虚型

临床表现：咳嗽痰少，或痰稀而黏，咳声低弱，气短喘促，神疲乏力，面色㿠白，形瘦恶风，自汗或盗汗，口干少饮，舌质红或淡，脉细弱。

（1）*虫草炖水鸭*

水鸭一只 500g，洗净去毛及内脏。冬虫夏草 10g 洗净，放入鸭腹中，丝线缝合，加水慢炖，加盐调味食用。

（2）*参肺汤*

猪肺 500g，洗净切块，再将党参 20g，川贝母 12g，仙鹤草 30g，生姜 10g 用纱布包裹，与猪肺一同入砂锅煎煮，至熟后，去渣，调味饮用。

二、肝癌

肝癌是以右胁肿硬疼痛、消瘦、食欲不振、乏力，或有黄疸或昏迷等为主要临床表现。

1. 肝气郁结型

临床表现：右胁部胀痛，右胁下肿块，胸闷不舒，善太息，纳呆食少，时有腹泻，月经不调，舌苔薄腻，脉弦。

佛手青皮蜜饮

将佛手20g，青皮15g，郁金10g入锅加水适量，煎煮2次，每次20分钟，合并滤汁，待药汁转温后调入适量蜂蜜即成。

2. 气滞血瘀型

临床表现：右胁疼痛较剧，如锥如刺，入夜更甚，甚至痛引肩背，右胁下结块较大，质硬拒按，或同时见左胁下肿块，面色萎黄而黯，倦怠乏力，脘腹胀满，甚至腹胀大，皮色苍黄，脉络暴露，食欲不振，大便溏结不调，月经不调，舌质紫暗有瘀点瘀斑，脉弦涩。

山楂粥

将山楂15g，炒至棕黄色，同粳米50g，一同置于锅内，加水适量煮成稠粥，食时加入砂糖调味即可。

3. 湿热聚毒型

临床表现：右胁疼痛，甚至痛引肩背，右胁部结块，身黄目黄，口干口苦，心烦易怒，食少厌油，腹胀满，便干溲赤，舌质红，苔黄腻，脉弦滑或滑数。

芦笋玉米须粥

先将鲜芦笋50g洗净切碎后，盛入碗中，备用。再将玉米须200g洗净，切成小段，放入双层纱布袋中，扎紧袋口，与洗干净的薏苡仁50g，粳米50g一同放入砂锅，加水适量，大火煮沸后，改用小火煨煮30分钟，取出玉米须纱袋，滤尽药汁，加入切碎的芦笋，继续用小火煨煮至薏苡仁熟烂、粥黏稠即可食用。

4. 肝阴亏虚型

临床表现：胁肋疼痛，胁下结块，质硬拒按，五心烦热，潮热盗汗，头昏目眩，纳差食少，腹胀大，甚则呕血、便血、皮下出血，舌红少苔，脉细而数。

金针菇蒸鳗鱼

鳗鱼1条（重约500g），去内脏洗净，放入沸水锅中焯一下，捞出洗净斩成段备用。取炖盅一只，将鸡蛋2枚打入，用筷子搅匀，加入鲜金针菇200g，上面放鳗鱼，加入黄酒、食盐并注入适量清水，上笼蒸至鱼肉熟透，出笼淋上香油即成。

三、胃癌

胃癌是由于正气内虚，加之饮食不节、情志失调等原因引起的，以气滞、痰湿、瘀血蕴结于胃，胃失和降为基本病机，是以脘部饱胀或疼痛、纳呆、消瘦、黑便、脘部积块为主要临床表现的一种恶性疾病。

1. 痰气交阻型

临床表现：胃脘满闷作胀或痛，窜及两肋，呃逆，呕吐痰涎，胃纳减退，厌肉食，苔白腻，脉弦滑。

莱菔子粳米粥

莱菔子10～30g，粳米100g，同煮，熟后即食。

2. 痰湿凝滞型

临床表现：胃脘满闷，面黄虚胖，呕吐痰涎，腹胀便溏，痰核累累，舌淡滑，苔滑腻。

芡实、山药、白术、莲子肉、薏苡仁、白扁豆各30g，人参80g，与米粉500g，一同调匀，加适量白糖，用开水调服，每次6g，每日2～3次。

3. 瘀血内结型

临床表现：胃脘刺痛而拒按，痛有定处，或可扪及腹内积块，腹满不食，或呕吐物如赤豆汁样，或黑便如柏油样，或左颈窝有痰核，形体日渐消瘦，舌质紫黯或有瘀点，脉涩。

（1）槐花粳米羹

粳米 100g 煮熟，加入槐花 10g 和适量红糖，一同服用。

（2）乌梅粳米粥

将乌梅 15 ～ 20g 煎取浓汁去渣，加入粳米 100g，煮粥，加入冰糖少许，即可。

4. 胃热伤阴型

临床表现：胃脘部灼热，口干欲饮，胃脘嘈杂，食后剧痛，进食时可有吞咽梗噎难下，甚至食后即吐，纳差，五心烦热，大便干燥，形体消瘦，舌红少苔，或舌黄少津，脉细数。

羊乳粳米粥

粳米 100g 加水煮熟后，放入羊乳 500mL 和适量白糖，空腹温热服用。

5. 脾胃虚寒型

临床表现：胃脘隐痛，喜温喜按，腹部可触及积块，朝食暮吐，或暮食朝吐，宿食不化，泛吐清涎，面色㿠白，肢冷神疲，面部、四肢浮肿，便溏，大便可呈柏油样，舌淡而胖，苔白滑润，脉沉缓。

（1）昆布韭菜桂心饮

用昆布 9g，韭菜 12g，桂心 3g，一同水煎服用。

（2）荜茇胡椒粥

荜茇 2 ～ 4g，胡椒 1 ～ 3g 研细末备用，粳米 100g 加水煮熟，再放入药末，煮成黏稠状即可食用。

6. 气血两亏型

临床表现：胃脘疼痛绵绵，全身乏力，心悸气短，头晕目眩，面色无华，虚烦不眠，自汗盗汗，面浮肢肿，或可扪及腹部积块，或见便血，纳差，舌淡苔白，脉沉细无力。

（1）冬菇鸡肉粟米羹：冬菇 5 个洗净切成粒，鸡肉 250g 洗净切粒，备用。粟米片 30g 用清水调成糊，放入沸水锅中，文火煮 5 分钟后，放入准备好的冬菇和鸡肉，煮 3 分钟，加入葱花、盐调味即可食用。

（2）大枣 5 枚去核，与生花生（连花生衣）250g、桂圆肉 12g 一起加水煮食。

四、大肠癌

大肠癌是由于正虚感邪、内伤饮食及情志失调引起的，以湿热、瘀毒蕴结于肠道，传导失司为基本病机，是以排便习惯与粪便性状改变，腹痛，肛门坠痛，里急后重，甚至腹内结块，消瘦为主要临床表现的一种恶性疾病。

1. 湿热下注型

临床表现：腹部阵痛，便中带血或黏液脓血便，里急后重，或大便干稀不调，肛门灼热，或有发热、恶心、胸闷、口干、小便黄等症，舌质红，苔黄腻，脉滑数。

（1）瞿麦根汤

鲜瞿麦根 60g 或干根 30g，先用米泔水洗净，再加水煮汤即可饮用。

（2）鱼腥草莲子汤

鱼腥草 10g，莲子 30g，水煎服用。

2. 瘀毒内阻型

临床表现：腹部拒按，或腹内结块，里急后重，大便脓血，色紫暗，量多，烦热口渴，面色晦暗，或有肌肤甲错，舌质紫暗或有瘀点、瘀斑，脉涩。

（1）藕汁郁李仁蛋

将郁李仁 8g，加藕汁调匀，放入鸡蛋 1 个，蒸熟即可食用。

（2）水蛭海藻散

将水蛭 15g，海藻 30g，研细末，混匀后分成 10 包，每日 2 包，用黄酒冲服。

3. 脾肾阳虚型

临床表现：腹痛喜温喜按，或腹内结块，下利清谷或五更泄泻，或见大便带血，面色苍白，少气无力，畏寒肢冷，腰酸膝冷，苔薄白，舌质淡胖有齿痕，脉沉细弱。

（1）参附炖鸡

老母鸡一只去内脏洗净备用，党参、附子各 30g 和调料一同放入鸡腹中，文火炖烂，吃肉喝汤。

（2）补骨脂丸

补骨脂 120g，肉豆蔻 60g 研粉备用，生姜 120g，大枣 50 枚一同煮至枣烂，去姜。将枣肉、补骨脂末、肉豆蔻末一同制成梧桐大小的丸子，每次 50 粒，淡盐水送下，早晚各服一次。

4. 气血两虚型

临床表现：腹痛绵绵，或腹内结块，肛门重坠，大便带血，泄泻，面色苍白，唇甲不华，神疲肢倦，心悸气短，头晕目眩，形瘦纳少，苔薄白，舌质淡，脉沉细无力。

（1）桑椹猪肉汤

桑椹 50g，猪肉 150g，大枣 10 枚，一同煎煮至熟，饮汤食肉。

（2）黄芪参枣粥

将生黄芪 300g，党参 30g，甘草 15g，浓煎取汁，粳米 100g、大枣 10 枚同煮至粥熟，再兑入药汁服用。

5. 肝肾阴虚型

临床表现：腹痛隐隐，或腹内结块，便秘，大便带血，腰膝酸软，头晕耳鸣，视物昏花，五心烦热，口咽干燥，盗汗，遗精，月经不调，形瘦纳差，舌红少苔，脉弦细数。

（1）菱角粥

将菱角 20 个洗净，捣碎，加水煮烂成半糊状，再放入粳米 200g，煮成粥，熟后加入 1 勺蜂蜜，即可食用。

（2）贞杞猪肝

将女贞子、枸杞子各 30g，水煎 30 分钟，加入 250g 猪肝切片，文火煮 30 分钟，加入调料即食。

第六节　骨关节病

骨关节病是因构成关节的椎间盘、软骨、韧带等退化、变性，关节边缘增厚或形成骨刺，继而导致关节变形、关节疼痛、活动受限等症状的一种疾病。本病好发于颈椎、腰椎、膝关节、髋关节、跟骨、手指、脚趾等部位。多见于中年人，尤其好发于绝经期妇女及老年人。中医称之为"痹病"。气血不通、经络痹阻所致肢体关节疼痛，是肢节痹病共有的特征。

一、行痹

临床表现：肢体关节酸痛，游走不定，日轻夜重，急性期伴红或肿，触之热感，恶风或恶寒，喜暖，舌红苔白，脉浮紧。

防风薏苡仁煎

薏苡仁 30g，防风 10g，一同煎水。取汁 200mL，一次服完。

二、痛痹

临床表现：肢体关节痛处不移，得热则痛减，得冷则痛甚，关节屈伸不利，关节无红肿，触之不热，舌红苔白而薄腻，脉沉弦而紧或沉迟而弦。

1. 三七丹参粥：将三七 15g，丹参 15g，鸡血藤 30g，洗净煎浓汁，再将 300g 粳米煮粥，待粥熟后加入药汁同服。

2. 黑豆 1000g，松节 200～300g，黄酒 250mL，用小火同煮，将黑豆煮至酥烂，收水晒干。每次 50 粒黑豆，随时嚼食，每天 3 次。

三、着痹

临床表现：肢体关节疼痛重着不移，肿胀，但不红，舌红苔白厚腻（偏寒湿者）或苔黄厚腻（偏湿热者）。

1. 冬瓜薏苡仁汤

将 500g 冬瓜洗净去籽，带皮切成片，与 50g 薏苡仁一同入锅，加水，文火煮至冬瓜烂熟，加适量食盐即可食用。

2. 丝瓜竹叶粥

将 100g 丝瓜洗净切成片，同 20g 淡竹叶一同煮汁备用，再将 60g 薏苡仁加水煮粥，待粥熟后加入药汁服用。

四、热痹

临床表现：肢体关节灼热疼痛，肿胀剧烈，得冷稍舒，日轻夜重。患者多兼有发热、口渴、心烦、喜冷，舌红苔黄燥，脉滑数。

1. 汉防己 15g，海桐皮 25g，桑枝 50g，忍冬藤 50g，与 250g 瘦肉一同放进煲内，加入适量水和食盐，至肉熟，饮汤食肉。

2.薏苡仁丝瓜汤：薏苡仁150g，丝瓜100g，薄荷15g，豆豉50g，加水文火煮10分钟，去渣取汁，加入适量盐即可饮用。

第七节　妇科常见疾病

一、痛经

（一）概述

凡行经前后或经期小腹部疼痛为主症者，称之为痛经。西医学把痛经分为原发性痛经和继发性痛经，前者又称功能性痛经，系指生殖器官无明显器质性病变者，后者多继发于生殖器官某些器质性病变，如盆腔子宫内膜异位症、子宫腺肌病、慢性盆腔炎等。

（二）中医药膳

1. 气滞血瘀者

临床表现：经前或经期小腹胀痛拒按，胸胁、乳房胀痛，经行不畅，经色紫黯有块，块下痛减，舌紫黯，或有瘀点，脉弦或弦涩有力。

（1）糖醋益母羹：红糖30g，米醋15g，益母草15g，砂仁10g，上药加入清水适量同煎，去渣取汁，分2次服。

（2）延胡索（醋炒）10g，甲珠（炮）10g，米酒30g，上方前二味研末，入砂锅内文火炒，边炒边入米酒少许，反复几次，至酒用完为止。开水冲服，每次 5g，耐酒者，再稍增加饮酒更佳。

（3）姜黄 2g，鸡蛋 2 个，甜酒一杯，鸡蛋水煮后，剥去壳，与姜黄共煮，取甜酒一杯同服，在行经期吃 2～3 次。

（4）红花 100g 放入瓶内，加 60 度白酒 400g，密封后泡一周，兑入凉开水 100mL，加红糖调服。月经前，每天服 2 次，每次服 100mL。

（5）泽兰叶（干品）10g，绿茶 1g，同放入杯中，用烧沸的水浸泡，加盖，5 分钟后即可饮用。

（6）大血藤炖河蟹：大血藤 30g，河蟹 2 只，米酒适量。先将大血藤与蟹放入陶罐中，加水 1 碗半，用文火炖熟后加米酒，再炖片刻，趁热喝汤吃蟹。

2. 寒湿凝滞者

临床表现：经前或经期小腹冷痛拒按，得热则痛减，经血量少，色黯有块，畏寒肢冷，面色青白，舌黯，苔白，脉沉紧。

（1）桂皮 6g，山楂肉 9g，红糖 50g，月经来潮前水煎温服，每天 1 次，连服 2～3 天。

（2）鲜姜 3 片（切碎），红糖适量，用开水沏，顿服，或煮一二沸后饮之，热服。

（3）羊肉 500g，当归、生姜各 25g，桂皮、调料各适量。羊肉洗净切片，当归用纱布包好，加生姜、调料、桂皮后，文火焖煮至烂熟，去药渣，食肉喝汤。月经前每天 1 次。连服 2～5 天。

（4）王不留行 30g，猪蹄 500g，洗净，共炖至熟烂，食猪蹄喝汤。

（5）白术 30g，白茯苓 10g，怀山药 15g，巴戟天 18g，白扁豆 10g，白果 6g，建莲子 18g，冷水浸泡，文火煎熬，每日 1 剂，两次分服。

3. 气血虚弱者

临床表现：经期或经后小腹隐痛喜按，月经量少，色淡质稀，神疲乏力，头晕心悸，失眠多梦，面色苍白，舌淡，苔薄，脉细弱。

（1）阿胶 6g，蛤粉 10g，黄酒 50mL，将阿胶同蛤粉炒研细末，用黄酒兑温开水送服。

（2）当归 10g，猪肝 60g，同煮食之。

（3）乌鸡汤：雄乌鸡 500g（切块），陈皮 3g，良姜 3g，胡椒 6g，草果 2 枚，葱、醋适量。文火炖烂，吃肉喝汤。

（4）丹参 60g，党参 30g，放白酒 500mL 中浸泡 1 个月即可服。月经前加红糖调服，每次 10～20mL，每天 2～3 次，连服 3～4 天。

（5）鸡蛋 2 个，黄芪 20g，生姜 15g，加水适量煎煮，蛋熟后，饮汁吃蛋。

二、崩漏

（一）概述

崩漏是指妇女非周期性子宫出血，其发病急骤，暴下如注，大量出血者为"崩"；病势缓，出血量少，淋沥不绝者为"漏"。崩与漏虽出血情况不同，但在发病过程中两者常互相转化，如崩血量渐少，可能转化为漏，漏势发展又可能变为崩，故临床多以崩漏并称。青春期和更年期女性多见。

（二）中医药膳

1. 气虚者

临床表现：经血非时而下，量多如崩，或淋沥不断，色淡质稀，神疲体倦，气短懒言，不思饮食，四肢不温，或面浮肢肿，面色淡黄，舌淡胖，苔薄白，脉缓弱。

（1）参芪鸡：上等人参10g，炙黄芪30g，童子鸡1只。常规整理鸡，将参芪用干净纱布包裹与鸡同炖，至鸡熟烂，去药包，食鸡与汤。

（2）红枣250g，红糖50g，红参4.5～6g（先煎）。红参文火煎一小时余，加入红枣、红糖同煎，至枣烂，服汤吃参、枣。

（3）猪皮红枣羹：猪皮500g，加水适量，炖成稠黏羹汤，红枣250g，另用慢火煮透，以表面无皱纹为度，然后放入猪皮汤加水、冰糖适量。

2. 血瘀者

临床表现：经血非时而下，量多或少，淋沥不净，血色紫黯有块，小腹疼痛拒按，舌紫黯或有瘀点，脉涩或弦涩有力。

（1）益母草炖鸡蛋：益母草50～60g，鸡蛋2个，加水同煎，熟后去壳取蛋，再煎须臾，去药渣，饮汤吃蛋。

（2）鸡蛋1个，打开和三七末3g、藕汁一小杯、陈醋半小杯，隔汤炖熟食之。

（3）牛膝炖猪蹄汤：猪蹄250g，牛膝20g，上二味洗净入砂罐同炖至猪蹄烂熟，趁热加米酒20～50g同服。

3. 血热者

临床表现：经血非时而下，量多如崩，或淋沥不断，血色深红，质稠，心烦少寐，渴喜冷饮，头晕面赤，舌红，苔黄，脉滑数。

（1）清心止血饮

生地黄 60g，藕节 60g，白茅根 60g，上药煎取药汁，入冰糖，频频当茶饮。

（2）三鲜汁

鲜藕、鲜白萝卜、鲜旱莲草各 50g，上药共洗净捣烂，用干净纱布包裹取汁，加冰糖适量，频频饮服。

（3）苎麻根汁

鲜苎麻根 250g，黄砂糖 30g，苎麻根洗净捣绒取汁，用黄砂糖冲服。

4. 肾虚者

（1）偏肾阴虚者，经血非时而下，出血量少或多，淋沥不断，血色鲜红，质稠，头晕耳鸣，腰酸膝软，手足心热，颧赤唇红，舌红，苔少，脉细数。

①木耳 15g，藕节 30g，冰糖 15g，猪瘦肉 100g，同放入砂锅中，加水炖熟后服食，每天 1 剂，分 2 次服用，连服数天。

②鲜芹菜 120g，鲜藕汁 120g，生油、精盐适量。制作同一般炒菜法，每天 1 次，连服数天。

（2）偏肾阳虚者，经血非时而下，出血量多，淋沥不尽，色淡质稀，腰痛如折，畏寒肢冷，小便清长，大便溏薄，面色晦暗，舌淡黯，苔薄白，脉沉弱。

续断 15g，猪腰 1 个放入水中，加适量调味品，同炖，熟后去药渣，余食之。每天 1 次，连服数日。

三、闭经

（一）概述

闭经是妇科疾病中常见症状，可分为生理性和病理性闭经两大类。①青春期前、妊娠、哺乳期、绝经期后无月经来潮属生理性闭经。②病理性闭经可分为原发性闭经与继发性闭经两类。原发性闭经：指年龄超过 16 岁、女性第二性征已发育但月经未来潮，或年龄超过 14 岁尚无女性第二性征发育者；多由于遗传学原因或生殖道先天性发育异常引起，如先天性卵巢发育不全（Turner 综合征）、先天性无子宫无阴道（RKH 综合征）等。继发性闭经：曾建立正常月经，以后因某种病理性原因引起月经停止 6 个月及 6 个月以上者，或按自身原来月经周期计算，停经 3 个周期以上者。

（二）中医药膳

1. 肾气不足者

临床表现：月经初潮来迟，或月经后期量少，渐至闭经，头晕耳鸣，腰酸腿软，小便频数，性欲淡漠，舌淡红，苔薄白，脉沉细。

（1）狗肉 2000g，菟丝子 30g，附片 15g，食盐 5g，味精 2g，葱 20g，姜 20g，同炖，然后去药渣，食肉喝汤，可常食之。

（2）桃仁 2 个，肉苁蓉 2g，羊肉 50g，葱、姜、花椒、料酒、食盐适量，同炖，去药渣，食肉喝汤。

（3）虾仁 30g，韭菜 250g，鸡蛋 1 个，食盐、菜油、淀粉、芝麻油各适量，炒食。

（4）银耳 1 个，将整个银耳洗净，放入肉锅里，炖熟后吃。

2. 肾精虚损者

临床表现：月经初潮来迟，或月经后期量少，渐至闭经，阴虚者见头晕耳鸣，腰膝酸软，或足跟痛，手足心热，甚则潮热盗汗，心烦少寐，颧红唇赤，舌红，苔少或无苔，脉细数。阳虚者见腰痛如折，畏寒肢冷，小便清长，夜尿多，大便溏薄，面色晦暗，或目眶黯黑，舌淡，苔白，脉沉弱。

（1）猪瘦肉500g，猪油100g，枸杞子100g，食盐、白糖、料酒、芝麻油、酱油各适量，同炒。每月经期前1周开始服用，连用1周。

（2）枸杞子15g，母鸡1只，料酒、胡椒粉、葱、姜、味精、食盐各适量。将母鸡放入锅中，用沸水氽透，再放在凉水中冲洗，沥尽水分后把枸杞子装入鸡腹中，然后腹部朝上放入盆中，在沸水武火上蒸2小时取出食用。

3. 气血虚弱者

临床表现：月经停闭数月，肢倦神疲，食欲不振，脘腹胀闷，大便溏薄，面色淡黄，舌淡胖有齿痕，苔白腻，脉缓弱。

（1）参芪鸭条

党参15g，黄芪15g，陈皮10g，老鸭1只，猪瘦肉10g，味精、食盐、料酒、酱油、姜、葱、食用油各适量。同炖，吃肉，喝汤。

（2）归参鳝鱼羹

当归15g，党参15g，鳝鱼500g，料酒、姜、葱、味精、食盐、酱油各适量。同熬，服时可分餐食用，吃鱼，喝汤。

4. 寒凝血瘀者

临床表现：月经停闭数月，小腹冷痛拒按，得热则痛缓，形寒肢冷，面色青白，舌紫黯，苔白，脉沉紧。

（1）生姜15g，大枣100g，红糖30g，煎水代茶饮，服至经来。

（2）艾叶9g，益母草30g，生姜15g，大枣20g，加水适量放入砂锅内同煮。每天1次，每月连服数次。

5. 气滞血瘀者

临床表现：月经停闭数月，小腹胀痛拒按，精神抑郁，烦躁易怒，胸胁胀满，嗳气叹息，舌紫黯或有瘀点，脉沉弦或涩而有力。

（1）橙子 30g，红糖 50g，益母草 50g，水煎服。每天 1 次，每月连服数次。

（2）川芎 6g，益母草 10g，鸡蛋 2 个，加水同煎。鸡蛋熟后去皮取蛋，再煮片刻，去药渣，吃蛋喝汤。每日 1 次，每月连续服用数次，直至经来。

（3）王不留行 30g，茜草 15g，牛膝 15g，猪蹄 250g，上述药物与猪蹄共炖至猪蹄烂熟，服汤食肉。每日 2 次，5 料为 1 个疗程。

（4）丹参炖鸡蛋：丹参 30g，鸡蛋 2 个，共煮一个小时，吃蛋饮汤。本方可连续使用。

6. 痰湿阻滞者

临床表现：月经停闭数月，带下量多，色白质稠，形体肥胖，或面浮肢肿，神疲肢倦，头晕目眩，心悸气短，胸脘满闷，舌淡胖，苔白腻，脉滑。

（1）薏苡仁 35g，扁豆 30g，益母草 30g，红糖 15g，一同煎汤饮用。每日 1 次，每月连服数次。

（2）茯苓粥：白茯苓 6g，研细末，大米 30～60g，煮稠粥，一次食用。每日 1 次，连服数日。

（3）苡仁根老丝瓜汤：苡仁根 30g，老丝瓜（鲜品）30g，二味水煎取汁，加红糖少许调味。每日 1 料，连服 5 日。

（4）苍术粥：苍术 30g，粳米 30～60g，先将苍术洗净水煎，去渣取汁，待米粥八成熟时入药汁，共煮至熟。一日一料，可连续使用。

四、带下病

（一）概述

带下病是妇女常见病、多发病，是指带下量明显增多，色、质、气味异常，或伴有全身或局部症状。

（二）中医药膳

1. 湿热型

临床表现：带下量多，色黄白，质黏腻，有臭气，或带下色白如豆腐渣状，阴痒，纳差，小便黄，舌苔黄厚腻，脉弦数。

（1）白果豆腐煎：白果（去心）10个，豆腐100g，炖熟服用。

（2）三仁汤：白果仁10个，薏苡仁50g，冬瓜仁50g，水煎，取汁饮用。

（3）藕汁鸡冠花汤：藕汁半碗，放入鸡冠花30g，一起水煎，调入红糖适量服用。

（4）马齿苋汁炖鸡蛋：鲜马齿苋200g，鸡蛋1个，白糖15g。马齿苋洗净，去根，冷开水浸洗片刻，搅烂取汁；鸡蛋打破，加白糖及鲜马齿苋汁搅匀，隔水炖熟即成。

2. 脾虚型

临床表现：带下白或淡黄，质黏腻，无臭气，绵绵不断，面色苍白，四肢不温，神疲，纳少，便溏，舌质淡，苔白腻，脉缓。

（1）鸡肉白果煎：鸡肉200g（切块），白果10g，党参30g，白术10g，怀山药30g，茯苓15g，黄芪30g，煮汤，去药渣，饮汤食肉。

（2）白果苡仁猪肚汤：白果20个，生薏苡仁30g，猪小肚

（猪膀胱）2个。白果去外壳，洗净；生薏苡仁去杂质后洗净；猪小肚洗净。上三味放砂锅内加清水5小碗武火煮沸后，文火熬至2小碗，食盐调味，饮汤食白果、猪肚等。白果味甘、苦、涩，性平，有小毒，功能除湿，收敛止带；薏苡仁味甘，性平，长于渗湿利水；猪小肚健脾利尿。三味合用，有健脾除湿止带之效。

3.肾虚型

临床表现：白带清冷，量多，质稀，终日淋沥不断，腰酸如折，小腹冷痛，苔薄白，脉沉迟。

（1）附桂鸡蛋汤：附子10g，肉桂5g，鸡蛋1枚。将附子、肉桂水煎后去渣，打入鸡蛋，煮熟后食蛋饮汁。

（2）莲子芡实粥：莲子（去心）100g，芡实100g，鲜荷叶50g，糯米50g，煮粥，加白糖适量。

（3）仙樱猪蹄汤：仙茅15g，金樱子20g，猪蹄1只。猪蹄去毛洗净，剁成小块。仙茅、金樱子洗净，与猪蹄同放砂锅内，加水6碗，武火煮沸后，文火再熬至2碗，食盐调味成汤，饮汤食猪蹄。仙茅味辛，性温，有温肾壮阳，祛寒除湿之效；金樱子味酸，性平，功能固肾涩精止带；猪蹄补气血，滋阴液以制仙茅温燥之性。三味合用，能温散寒湿，固肾止带，补而不燥。

五、妊娠病

（一）概述

妊娠期间，发生与妊娠有关的疾病，称妊娠病，亦称胎前病。临床常见的妊娠病有妊娠恶阻、妊娠腹痛、异位妊娠、胎漏、胎动不安、滑胎等。

（二）中医药膳

1. 妊娠恶阻

（1）胃虚型

临床表现：妊娠早期，恶心呕吐，吐出食物，甚则食入即吐，脘腹胀闷，不思饮食，头晕体倦，怠惰思睡，舌淡，苔白，脉缓滑无力。

①白术鲫鱼粥：白术10g放入锅中水煎取汁，鲫鱼30～60g与粳米30g煮成粥，加入药汁搅匀，调入适量糖或盐。

②砂仁瘦肉汤：将砂仁10g，瘦肉500g，生姜3片，一同加入砂锅中，加适量水，熬汤，分2～3次服完。

③豆蔻炒肉片：将白豆蔻3g研末，生姜6g切成丝，猪瘦肉60g切成片，锅内放入食油，武火炒肉片，加入适量盐，快熟时加入豆蔻末和生姜丝即可食用。

（2）肝热型

临床表现：妊娠早期，呕吐酸水或苦水，胸胁满闷，嗳气叹息，头晕目眩，口苦咽干，渴喜冷饮，便秘溲赤，舌红，苔黄燥，脉弦滑数。

芦根糯米粥：将生芦根150g洗净切成段后与竹茹20g同煎，去渣取汁，入糯米100g煮粥，煮沸后加生姜2片共煮，粥熟去生姜。每日1次。

（3）痰滞型

临床表现：妊娠早期，呕吐痰涎，胸膈满闷，不思饮食，口中淡腻，头晕目眩，心悸气短，舌淡胖，苔白腻，脉滑。

①海橘饼：胖大海500g，甘草50g，二者加水煮成茶；橘子500g，去皮和核，加白糖50g腌渍1天，加适量清水，文火熬至稠汁，关火。将橘子压成饼，加白糖搅匀倒入盘中，通风

阴干装瓶。每日服 5 ～ 7 瓣，用已做好的胖大海甘草茶冲服。每日 3 次。

②陈皮炒鸡蛋：将陈皮 15g 用冷水浸软，切细丝，生姜 15g 去皮榨汁，葱去须根切成小段。鸡蛋 2 个，加入姜汁、陈皮丝、葱段、适量盐，武火炒熟即可食用。

2. 妊娠腹痛

妊娠期间，出现以小腹疼痛为主的病症，称为"妊娠腹痛"，亦称"胞阻"，为孕期常见病，若不伴有下血症状，一般预后良好。若痛久不止，病势日进，也可损伤胎元，甚则发展为堕胎、小产。

（1）血虚型

临床表现：妊娠小腹绵绵作痛，头晕心悸，失眠多梦，面色萎黄，舌淡，苔薄白，脉细滑。

①枣杞桂圆肉鸡汤：将仔鸡 1 只（约 500g）去毛及内脏洗净，放入红枣（去核）10 枚、枸杞 30g、桂圆肉 15g 一起炖至鸡烂熟，食鸡饮汤。

②阿胶奶：阿胶 10g，鲜牛奶 200mL。先将牛奶煮沸，趁热入阿胶溶化，每日 2 次，每次 1 料。

（2）虚寒型

临床表现：妊娠小腹冷痛，喜温喜按，形寒肢冷，倦怠无力，面色㿠白，舌淡，苔白，脉细滑。

①香附陈艾炖鸡：先将仔鸡 1 只（约 500g）去毛与内脏洗净，加入香附 10g、陈艾 10g、杜仲 15g 于砂锅内与鸡同炖，将熟时入生姜 6g，再炖煮 20 分钟，每次用热汤溶化阿胶 5g 服食，每日 3 次。鸡汤中可入适量盐调味，鸡肉及汤分次服完。

②北芪桂枝羊肉汤：北芪 20g，桂枝 10g，生姜 6 片，大枣（去核）10 枚，甘草 3g，羊肉 100g，水煎 2 次，取汁 250mL，

加入饴糖 30g 溶化，分 3 次，1 天内服完，羊肉可同时服食。

（3）气郁型

临床表现：妊娠小腹胀痛，情志抑郁，或烦躁易怒，伴胸胁胀满，舌红，苔薄，脉弦滑。

①佛手粥：先将佛手、苏梗各 15g，洗净，水煎取汁，粳米 60g 煮粥至八成熟时，加入药汁共煮至熟，入白糖少许调味食用。

②陈皮木香炒肉片：先将陈皮、木香各 3g，焙干研末备用，起油锅下生姜 5g（切碎），与猪瘦肉 100g（切片）同炒片刻，加入适量清水，将熟时放陈皮、木香末，用少许食盐调味，食肉饮汤。

六、产后缺乳

（一）概述

产后乳汁甚少或点滴全无，称为缺乳，或称为乳汁不足。产后乳少，甚或全无，乳房柔软，不胀不痛，或乳房胀硬而痛，伴发热、胸胁胀痛、饮食不振等。

（二）中医药膳

1. 气血虚弱型

临床表现：产后乳少，甚或全无，乳汁清稀，乳房柔软感，面白无华，神疲食少，舌质淡，苔少，脉虚细。

（1）猪蹄通乳汤

猪蹄 2 只（去毛洗净），水适量文火炖至烂，加姜、葱、盐适量调味，每日食肉喝汤数次，连服数日。

（2）穿山甲炖猪蹄汤

炮穿山甲 30g，王不留行 15g，北芪 20g，猪蹄 2 只，水适量，文火炖至猪蹄烂熟，食前放姜、葱、盐少许调味，食肉饮汤。

（3）羊肉猪脚汤

羊肉200g，猪脚1个，同煮汤，熟烂时加少量食盐和调料食用。每日2次，连服4～5日。

（4）猪肝汤

猪肝300g，加水适量，同煮汤，连汤带肉一起服食。

（5）花生黄豆猪蹄汤

花生米60g，黄豆50g，猪蹄2只，先煮猪蹄30分钟，弃去污沫，下花生米和黄豆，煮至蹄烂为止。佐膳食用，每日2次。

2. 肝郁气滞型

临床表现：产后乳汁分泌少，甚或全无，胸胁胀闷，抑郁不乐，或有微热，饮食不振，舌淡红，苔薄黄，脉弦细数。

（1）山甲通乳汤

穿山甲30g，瓜络20g，猪蹄筋200g，佛手10g。上药洗净，置砂锅或高压锅内炖熟，食时加盐、姜汁少许，饮汤吃肉，每日1次，连服3～4日。

（2）逍遥猪蹄汤

北柴胡6g，当归12g，白芍15g，川芎6g，青皮10g，穿山甲10g，猪蹄2只。将前6味中药用干净纱布包裹，与猪蹄2只同放砂锅内煮，至猪蹄烂熟，饮汤吃肉，每日1剂，连服3～4日。

（3）橙酒汁

甜橙1个，鲜佛手10g，米酒1汤匙。将甜橙去皮、核，用干净纱布绞汁，加入佛手（切片）、米酒及温开水适量浸泡后服用，每日2次。

七、恶露不绝

（一）概述

产后恶露持续 3 周以上，仍淋沥不尽者，称为"恶露不绝"。

（二）中医药膳

1. 气虚型

临床表现：产后恶露过期不止，量多，色淡红，质稀，无臭味，精神倦怠，四肢无力，气短懒言，小腹空坠，面色㿠白，舌淡，苔薄白，脉缓弱。

（1）黄芪粥

黄芪 30g，水煎 3 次，去渣取汁，同粳米 100g 共煮粥，待熟加陈皮末 3g，稍煮，加入红糖适量调食。每日 1 剂，连用 5～7 天。

（2）参术芪米粥

党参 9g，白术 18g，黄芪 15g，水煎 2 次，去药渣取汁，加入粳米 60g，煮粥食用。每日 1 剂，连服 5～7 天。

（3）黄鳝黄芪汤

黄鳝 500g 切丝，黄芪 30g 纱布包裹，加水适量共煮熟，去纱布，加食用油、食盐、生姜煮沸，分 2 次服用。

2. 血热型

临床表现：产后恶露过期不止，量较多，色深红，质稠黏，气臭秽，口燥咽干，面色潮红，舌红，苔少，脉细数无力。

（1）马齿苋拌藕片

将马齿苋和藕片各 100g，焯水，捞出沥水，加入糖、醋、食盐、味精、香油拌匀即可食用。

（2）生地黄煮木耳

生地黄 15g 煮 20 分钟后，取汁备用，加入黑木耳 20g 同煮至烂熟，加入适量白糖，食用。

3. 血瘀型

临床表现：产后恶露过期不止，淋沥量少，色黯有块，小腹疼痛拒按，块下痛减，舌紫黯，或有瘀点，脉弦涩。

（1）桂皮山楂炮姜炖鸡

母鸡 1 只去毛及内脏，加入桂皮 6g，炮姜 10g，山楂 20g，加水同煮至鸡熟透，食肉饮汤，分 3 次服用。

（2）参芪益母草炖鸡蛋

党参、黄芪、益母草各 20g，加鸡蛋 2 个，煮至蛋熟，加入红糖适量，再煮 10 分钟，即可食用，饮汁食蛋。

第八节　儿科常见疾病

小儿自出生到成人，始终处于不断生长发育的过程中，年龄越小，生长发育越快。小儿生理方面主要表现为脏腑娇嫩、形气未充、生机蓬勃、发育迅速。病因方面主要表现为先天因素、外感因素、食伤因素居多。病理方面主要表现为发病容易、传变迅速、脏气清灵、易趋康复。另外，儿科用药在剂量、用法等方面不同于成人且要求严格，在使用中药时必须按照中西医儿科学等相关内容严格执行，所以小儿药膳更是需要掌握这些特点，对于做好儿童保健、疾病预防工作都有着极其重要的意义。

一、小儿感冒

小儿感冒是外感风邪引起的肺系疾病，以发热、恶寒、鼻塞、流涕、喷嚏、咳嗽、头痛、全身酸痛等为主要表现。因小儿肺脏娇嫩，脾常不足，神气怯弱，肝气未充，感邪之后，易出现夹痰、夹滞、夹惊的兼证。

1. 风寒感冒

临床表现：恶寒，发热，无汗，头痛，身痛，鼻流清涕，喷嚏，咳嗽，咽无红肿及疼痛，舌淡红，苔薄白，脉浮紧。

（1）神仙粥

将糯米 50g 洗净，加适量水煮成稀粥，再加入葱白 1 根（约 30g）、生姜 7 片（约 15g）共煮 5 分钟，然后加入米醋50mL 搅匀起锅。

（2）荆芥防风粥

荆芥 10g，防风 12g，薄荷 5g，淡豆豉 8g，粳米 80g，白糖 20g。水煮前 4 味药，去滓取汁；加水煮粳米成粥，加入药汁及糖即成。

（3）姜糖饮

生姜 10g（洗净），切丝，放入水杯中，用沸水冲泡，盖上盖浸泡 5 分钟，再调入 15g 红糖，趁热顿服，服后盖被取汗。

2. 风热感冒

临床表现：恶风，发热，有汗或少汗，头痛，鼻流浊涕，喷嚏，咳嗽，痰稠色白或黄，咽红肿痛，口干渴，舌质红，苔薄黄，脉浮数。

（1）红萝卜马蹄粥

红萝卜 150g，马蹄 250g，大米 50g。把这些食物清洗干净，去皮后一同放入锅中，与米一起熬粥。

（2）杭菊糖茶

杭菊花 30g 放入开水中浸泡，最后再放些白糖就可以饮用了。

（3）山楂银花饮

山楂 10g，金银花 30g，放入砂锅中加水煮沸，3 分钟后将药汁倒入碗中，再将药渣加水煮一次，两次的药汁混合，加蜂蜜适量拌匀即可。

3. 暑湿感冒

临床表现：发热，无汗或汗出热不解，头晕头痛，鼻塞，身体困倦，胸闷，呕恶，口渴心烦，食欲不振，或泄泻，小便短黄，舌质红，苔黄腻，脉滑数。

（1）藿香姜糖水

藿香 10g，生姜 5g，煎煮取汁，调入红糖适量即可饮用。

（2）西瓜西红柿汁

西瓜、西红柿榨汁当饮料喝。

（3）荷叶粥

将粳米 50g 加水煮熟，取荷叶一片盖于粥上；或将荷叶洗净切碎，煎汁调入粥中。

4. 时疫感冒

临床表现：起病急骤，高热，恶寒，无汗或汗出热不解，头痛，心烦，目赤咽红，肌肉酸痛，或有恶心呕吐，腹痛，大便稀薄，舌质红，舌苔黄，脉数。

（1）三味绿豆汤

将绿豆 60g 洗净，水煎 10 分钟，去渣，再将白茅根 60g，葛根 15g，大青叶 15g 煮沸 15 分钟，去渣留汁，混匀服用。

（2）薄荷茶

茶叶 2g，薄荷（后下）、藿香、紫苏、荆芥各 3g，煮沸代茶饮。

二、小儿腹泻

小儿腹泻是由病毒、细菌、饮食不当、肠道功能紊乱引起的以大便次数增多，粪质稀薄或如水样为特征的一种小儿常见病。本病一年四季均可发生，夏秋季节发病率高。2岁以下小儿发病率高。通过合理地辨证配餐，药膳调理，可以减轻胃肠负担，改善吸收功能，起到较好的疗效。

1. 小儿伤食泻

临床表现：次数不多，大便夹有乳片或食物残渣，便前腹痛，不思饮食，腹胀拒按，嗳气或呕吐，大便气味酸臭，舌苔厚腻，舌质淡红，脉滑实。

（1）轻症且初起者，用淡豆豉50粒浓汤煎服。

（2）内金苹果糊：鸡内金12g，白术10g，炒黄研末；苹果1个用大火煨烘后去皮核，取果肉50g，捣烂，与前两味药混合成糊状，装罐备用。

（3）健脾饮：陈皮3g，山楂3g，麦芽10g，白糖少许。先将山楂炒黄，再将陈皮、山楂、麦芽放入锅中，加清水大火煮沸，再转为文火煮30分钟，去渣留汁，加白糖搅匀即成。

2. 小儿风寒泻

临床表现：大便清稀，夹有泡沫，臭气不甚，或肠鸣腹痛，伴有恶寒发热，鼻流清涕，咳嗽，舌质淡，苔薄白。

（1）生柿子饮

青柿子2个，洗净切片，加水500mL，煮沸15分钟，去渣，将红糖25g加入汤汁中煮沸溶化。

（2）柿蒂二皮饮

柿蒂7个，生姜2片，枣树皮3片，石榴皮1片。将4物加水 2 碗一起煮，熬至 1 碗，去渣取汁。

3. 小儿湿热泻

临床表现：大便泻下急迫，如水样或蛋花样，气味臭秽，腹痛时作，发热烦躁，口渴，小便短黄，舌质红，苔黄腻，脉滑数。

（1）橘枣茶

鲜橘皮 10g，红枣 10 个。先将红枣放在铁锅中炒焦，再与橘皮一起放入保温杯中，用沸水浸泡 10 分钟。

（2）马齿苋粥

先将马齿苋 20g 洗净、切碎、晾干备用，粳米 30g 煮成粥，再将马齿苋加入，加食盐或白糖调味。

4. 小儿脾虚泻

临床表现：久泻不止，大便稀溏，色淡不臭，时轻时重，面色萎黄，形体消瘦，神疲倦怠，舌淡苔白，脉细弱。

（1）芡莲山药粉

将芡实、莲子、山药各 100g 研细末，混匀，装入瓶中备用。每次取 20g，加白糖，开水调成稀糊状，蒸熟即食。

（2）燕窝糯米粥

燕窝 50g 加水文火久炖，再加糯米 50g 煮粥。

三、小儿便秘

便秘是指大便秘结不通，排便次数减少或排便间隔时间变长，或大便艰涩排出不畅的病证。功能性便秘占儿童便秘的 90% 以上。

1. 乳食积滞

临床表现：大便秘结，脘腹胀痛，不思饮食，手足心热，小便黄少，或恶心呕吐，或有口臭，舌质红，苔黄腻，脉沉有力。

（1）山楂汁

山楂片 100g，白糖 20g，开水 300g。将山楂片洗净，用开水焖片刻后加入白糖，饮用。

（2）麦芽饮

麦芽 30g，白糖 20g。麦芽加水煮沸后加入白糖即可饮用。

（3）内金粥

鸡内金 15g，大米 15g 炒焦，共研成细末，拌入粥饭中。每次用细末 2g。

（4）双子饮

莱菔子（炒）、决明子（炒）各 15g，捣碎，加入水，煮 10 分钟，冲入蜂蜜 30mL。

2. 燥热内结

临床表现：大便干燥，排便困难，如羊屎状，腹胀不适，或面赤身热，小便短黄，或口干口臭，或口舌生疮，舌质红，苔黄燥，脉数有力。

（1）松子仁粥：大米 100g 煮粥，熟前放入松子仁 30g，煮至粥成，加糖食用。

（2）萝卜汁：红心萝卜捣成泥状取汁（或榨汁机取汁），白糖适量，共煮 2～3 分钟，温服。

（3）鲜甘蔗汁 150mL，番泻叶 1g。置锅内隔水蒸熟，滤去渣滓，分 1～2 次服完。3 岁以下幼儿分量酌减。

3. 气虚便秘

临床表现：大便时秘，排便困难，努挣乏力，汗出短气，神疲气怯，面色少华，舌淡苔薄，脉虚弱。

（1）黄芪苏麻粥

黄芪 10g，苏子 50g，火麻仁 50g，粳米 250g。将黄芪、苏子、火麻仁洗净，烘干，打成细末，倒入 200mL 温水，用力搅匀，待粗粒下沉时，取药汁备用。洗净粳米，以药汁煮粥。

（2）黄芪玉竹炖兔肉

黄芪 30g，玉竹 30g，兔肉 200g，加水，文火炖熟，调味。

4. 血虚便秘

临床表现：大便干燥，艰涩难下，面色无华，唇甲色淡，头晕心悸，舌质淡，苔薄白，脉细弱。

（1）芝麻核桃粥

黑芝麻 30g，核桃仁 50g，粳米 150g，洗净，加入适量的水，煮粥食用。

（2）桑椹汁

鲜桑椹 25g，榨汁饮用。

四、小儿厌食

厌食是以较长时间厌恶进食，食量减少为特征的一种小儿常见疾病。本病可发生于任何季节，但夏季暑湿当令之时，可使症状加重。

1. 脾失健运型

临床表现：食欲不振，厌恶进食，或脘腹痞闷，嗳气泛恶，大便不调，舌淡红，苔薄白或薄腻，脉尚有力。

（1）山楂酱

山楂 15g，加水 300mL 煮至 50mL 时，加白糖调味。

（2）山楂大米粥

山楂 30g，煎煮浓汁，去渣后，加大米 50g，白糖 10g，煮粥服用。

2. 脾胃气虚型

临床表现：不思进食，食不知味，食量减少，形体偏瘦，面色少华，精神欠振，或有大便溏薄夹不消化物，舌质淡，苔薄白。

（1）山楂麦芽茶

山楂、麦芽各 10g，茶叶、焦槟榔各 4g，开水冲泡，浸盖5 分钟，温饮之。

（2）鸡内金煮鲫鱼

将鸡内金、砂仁各 6g 研成细粉备用，把一条鲫鱼（约100g）去鳞、鳃及内脏，洗净，加水煮，放入姜、葱、盐、料酒、醋和药末，煮 20 分钟即可食用。

3. 脾胃阴虚型

临床表现：不思进食，食少饮多，口舌干燥，大便偏干，小便色黄，面黄少华，皮肤失润，舌红少津，苔少或花剥，脉细数。

（1）鸭梨粥

将鸭梨一个洗净去皮、去核，切成薄片，放入砂锅，加250mL 水烧开；再放入洗净的大米 50g，熬至八成熟，加入冰糖，熬熟即可。

（2）鸡汤银耳

银耳 12g 泡涨备用，鸡汤 1500g 入锅，加盐、料酒等烧开；加入银耳，用大火，待银耳烧软、入味，加入鸡精即可。

第四章　地域之特色药膳

俗话说，"药补不如食补"，药膳在养生保健、防病治病领域发挥的作用不容否认，但前提是以中医理论为指导，根据自己的体质、药材的性质，选择合理的药膳。药膳坚持以中医理论为指导，强调"三因制宜"，即因人、因时、因地制宜。我国地域宽广，幅员辽阔，人口众多，由于各地气候条件、经济文化发展水平和人们生活习惯的不同，不同地区的人生理活动和病变特点也千姿百态，因而在饮食、药物的选用、制法及口味上也就逐渐形成了不同的地方特色和风味。以下就我国不同方位部分地区饮食风格及药膳特色进行简要介绍。

第一节　西北地区

一、宁夏回族自治区

宁夏回族自治区（简称宁夏）位于中国西部的黄河上游，西北内陆高原，属典型的大陆性半湿润半干旱气候，雨季多集中在 6～9 月，具有冬寒长、夏暑短、雨雪稀少、气候干燥、风大沙多、南寒北暖等特点。由于宁夏平均海拔在 1000m 以上，宁夏气候的显著特征是气温日差大，日照时间长，太阳辐射强，大部分地区昼夜温差一般可达 12～15℃。宁夏有名的地方特产首推枸杞、甘草、贺兰石、滩羊二毛皮等，因颜色分别是红、黄、蓝、白，所以又称"四宝"。

宁夏美食以西北面食为主，清真特色居多。俗语"天下黄河富宁夏"，因黄河而受益，农业发达，蔬菜、水果较甘肃地区丰富，且黄河等河流分布于区内各地，黄河鲤鱼就是其特产。宁夏枸杞以皮薄肉厚、口感纯正、甘甜爽口享誉国内外。在全国同类产品中品质最优，也是唯一被载入《中华人民共和国药典》的枸杞品种，素有"天下枸杞出中国，宁夏枸杞甲天下"之称。其不仅含铁、磷、钙，还有大量人体必需的营养成分，常服能润肺清肝、滋肾、祛风、明目、强筋骨。服枸杞四季皆宜，可像普通食品一样加入茶水、粥饭、羹汤、菜肴里常服，却无滋腻、生火等弊端。春季可单服，也可与黄芪煮水喝；夏季宜与菊花、金银花、胖大海和冰糖一起泡水喝，常服可以消除眼疲劳；秋季宜与雪梨、百合、银耳、山楂等制成羹类；冬季宜与桂圆、大枣、山药等搭配煮粥。

二、甘肃省

甘肃省位于黄河上游，地处黄土高原、青藏高原和内蒙古高原三大高原的交汇地带。境内地形复杂，山脉纵横交错，海拔相差悬殊，高山、盆地、平川、沙漠和戈壁等兼而有之，是山地型高原地貌，海拔大多在1000m以上，四周被群山峻岭所环抱。甘肃是中华民族和华夏文明的重要发祥地之一，也是中医药学的发祥地之一，被誉为"河岳根源，羲轩桑梓"。古称陇右或陇上，史书上曾有"天下富庶者无如陇右"的记载。因多文化融合，美食也是丰富多彩，但自古的"南米北面"说法，让甘肃的美食还是与面食息息相关。三套车是其中比较有代表性的药膳。"三套车"经营主要集中在武威市北关市场，由凉州饧面、腊肉、冰糖红枣茯茶组成，如三马驾车，相得益彰，是

实用药膳大全

组合起来，捆绑在一起吃的，因此得名，在西北闻名遐迩。制作饸饹面时，先将优质面粉加少许盐，拌水和成饸饹面硬团，发饹后再切成条状备用。有顾客时，按照顾客的要求再捋成宽窄不等的长条状，入锅煮熟，盛入碗中再加预先配备好的由腊肉、木耳、蘑菇、黄花、蒜薹、芫荽、洋芋粉等制作的卤汤即成。腊肉由新鲜猪肉或猪肚加入传统腊汁及炖肉调料，经特殊烹调工艺制成，肉质香而不冲、肥而不腻、熟而不烂，肉色金黄。冰糖红枣茯茶是由冰糖、桂圆、核桃仁、红枣、枸杞、茯茶茶叶加水熬制而成，味道香甜可口，色泽浓艳。饸饹面滑爽筋道，腊肉肥而不腻，冰糖红枣茯茶解油腻、助消化。

第二节 华北地区

一、河北省

河北省环抱首都北京，是我国唯一兼有高原、山地、丘陵、平原、湖泊和海滨的省份，属温带大陆性季风气候。早在5000多年前，中华民族的三大始祖黄帝、炎帝和蚩尤就在河北由征战到融合，开创了中华文明史。春秋战国时期河北地属燕国和赵国，故有"燕赵大地"之称。河北菜即冀菜，冀菜包括三大流派：以保定为代表的冀中南菜，以承德为代表的塞外宫廷菜，以唐山为代表的冀东沿海菜。用料广，选料严；烹调技艺全面；注重火候和入味，突出质感和味感；注重吊汤，善用浆、糊、汁芡、明油亮芡；擅长刀工和熘炒菜；重视主料和营养配比的科学搭配；讲究器皿、盛装一体化的观感美；成品色泽鲜艳、漂亮；咸鲜口，以酱香、浓香、清香三个香型为主。以保定为代表，包括石家庄、邯郸等地方菜，其特点是选料广泛，以山货和白洋淀鱼、虾、蟹为主。历史上正定等地也有著名的"十大名菜""三八席（八凉、八热、八蒸碗）"等。永年驴肉灌肠为当地比较有代表性的药膳。永年驴肉灌肠又称永年驴肉香肠，是邯郸市的传统名菜，属于冀菜系。永年驴肉香肠源于清朝末年，属传统小吃。中国有句俗语"天上龙肉，地上驴肉"，驴肉以其质高味美被尊为上乘佳品，永年驴肉香肠正是选用精驴肉，剁成肉沫，加绿豆粉芡、小磨香油、多味名贵佐料，用老汤调制成糊状，灌入驴肠衣内，扎成小捆，经高温蒸煮灭菌，最后用果木熏制而成。驴肉香肠营养丰富，鲜美可口，回味悠长，深受消费者的欢迎。《本草纲目》记载："驴肉补血，治远年老损，煮之饮，固本培元。"驴肉味甘性凉，有补气养血、滋阴壮阳、安神除烦等功效。对体弱劳损、气血不足和心烦者，尤有较好的疗效。驴肉是高蛋白、低脂肪、低胆固醇的肉类，含蛋白质、脂肪、钙、磷、铁，还含有多种维生素及微量元素，对心血管疾病患者有较好的补益作用。

二、北京市

北京是我国六大古都之一，它自春秋战国以来一直是我国北方的军事重镇，先后有辽、金、元、明、清五个封建王朝在此建都，很早就成为全国的政治、经济、文化、外交中心，各族大量人民定居于此，世界各国及我国各地文化会聚京城。正是有如此特殊的历史地位、地理环境、政治环境，便形成了以当地民间饮食为基础的，集南北各地烹饪技艺之长，自成体系的"北京菜"。明末清初，在朝廷中做官的大多是山东人，为了适应需要，许多山东人在北京开了饭馆，具千年历史的"鲁菜"被引进了京城。同时由于受到顾客的饮食习惯、口味及交通不便带来的原料来源问题等多种因素的影响，他们与时俱进地将菜肴在使用原料、操作方法及菜肴特点等方面加以改进，以适应北京人的口味和习俗。中华人民共和国成立后，经过改良的山东菜正式更名为北京菜，成为北京菜系中的一部分。北京饮食中，有不少值得称道的名食，如：原为清宫小吃的千层糕（88层），随着清王朝建都北京而出现的美食萨其马，"致美斋"的名点萝卜丝饼，谭家菜中的名点麻茸包，"正明斋"的糕点，"月盛斋"的酱牛肉，"天福号"的酱肘子，"六必居"和"天源酱园"的酱菜，"通三益"的秋梨膏，"信远斋"的酸梅汤，等等。最具特色的要算是烤鸭。烤鸭是北京的名菜，最早的烤鸭店老便宜坊是明永乐十四年（1614年）从南京迁来的，源出江南；但北京鸭是人工饲养的优良品种，烤制上又有明炉、焖炉之别，故北京烤鸭已远非南京烤鸭所能比。北京烤鸭是具有世界声誉的中式菜式。用料为优质肉食北京鸭，用果木炭火烤制。它以色泽红润、肉质细嫩、味道醇厚、肥而不腻的特色享誉海内外。可配蒜泥加甜面酱，也可配萝卜条等，用荷叶饼卷食鸭肉也是极受欢迎的一种佐料。蒜泥可以解油腻，将片好的烤鸭蘸着蒜泥、甜面酱吃，在鲜香中更增添了一丝辣意，风味更为独特。

第三节　东北地区

满族是我国北方少数民族之一，由于历史的原因，现在满族散居全国各地，以居住在东北为最多，其他聚集在华北、西北等地，形成大分散之中有小聚居的特点。满族入关前主要生活在黑龙江省以北与松辽盆地的广大地区，半定居，以渔猎为主，偏僻的生存环境与寒冷的气候，使满族人民形成了许多与中原地区不同的饮食习俗，形成了自己独特的饮食风格，从而延续至今。满族民间的饮食简单实惠，传统副食品种齐全、花样繁多，在原料的选择、烹调的技艺等方面都已形成了自己的特色，颇具地方性和民族性。原料主要是东北的各种山珍、土产，诸如猴头、人参、鹿尾、鹿筋、野鸡、风羊、风猪、羊羔、乳猪、蘑菇等，菜肴又以肉食为主，猪羊肉为大宗，配以盐、姜、蒜等调料，采取烧、烤、炖、蒸、煮、燎、炒、熏等多种烹调方式，但仍多以烧烤为主。火锅、全羊席、酱肉也是满族人传统的吃肉方法。酸菜是他们喜欢的素食，或炒，或炖，或凉拌。东北三宝之一人参，满语称"沃尔霍达"，是满族人崇拜的一味草药。早在努尔哈赤时期就发明了"蒸晒参"，以后又有了蒸、炖、煎、熬各种炮制技艺，其中流传民间的有"人参羹"和"棒糙子油"。前者将人参切成片或丝，置锅中慢火煮熬成浓液，凉后食用。后者采集参子，上锅煎熬出油，冷却凝固，搓成黄豆大小的丸，每日清晨空腹服用。长期服用后，许多六七十岁的老人身体健壮如同青年人。满族人还用人参来补益妇女产后血虚或大失血。人参还发展成具有民族特色的名菜佳肴，如"山参炖野鸡""山参七星肘子""山参野味群鲜汤"。这些传统佳肴，不仅味道鲜美、营养丰富，还有滋补强身、促进疾病康复的作用。

第四节　西南地区

一、西藏自治区

西藏自治区位于我国西南部，有分属寒带、温带、亚热带、热带的种类繁多的奇花异草和珍稀野生动物，还有垂直分布的"一山见四季""十里不同天"的自然奇观等。其中有世界最高峰——珠穆朗玛峰，也有怒江、澜沧江和金沙江三条大江。山顶终年不化的白雪、山腰茂密的森林与山麓四季常青的田园，构成了西藏特有的壮丽景观。居住在这个地方以藏族人民为主，而藏族是一个勤劳、智慧的民族，历史悠久，与社会发展一同进步的还有藏医药学，也是我国传统医药的重要组成部分，几千年来为西藏人民的健康和繁衍昌盛做出了重要贡献。早在前3世纪，高原人就有了"有毒必有药"的医理。据《玉妥·云登贡布传》记载，西藏最早流行的医学是《本医》，最早发现的疾病是"消化不良"，最早发现的药物是"开水"。当时还没有系统的理论体系，主要靠放血疗法、火疗法、涂抹疗法来治疗疾病，还有用酥油止血、用青稞酒治疗外伤等原始简单的方法。7世纪，松赞干布统一青藏高原，建立起强盛的吐蕃王朝。藏医学开始了与中医学之间的交流，吸收了中医学的精华。大唐文成公主入藏带去了大量的医学著作和医生，同时，藏王还请了印度、尼泊尔医生入藏，结合高原古老的医学，编辑整理了大量的医学经典著作，其中最负盛名的是云登贡布所著的《四部医典》，创立了完整的藏医学理论体系。蕨麻米饭是藏族待客的上等食品。其中蕨麻又称"人参果"，产于青藏高原，为多年生长之草本植物块根，色红质白汁甜，味甘，性平，功能主治为补气血，健脾胃，生津止渴，利湿。蕨麻米饭的做法是先将优质大米煮七八成熟，捞出后用冷水冲洗，然后用纱布包起放入笼内蒸熟，吃时将其盛入小龙碗，加入煮熟的蕨麻、白糖，糖上面浇滚烫的酥油汁。这一食俗有其象征意义，红色蕨麻、白色大米象征团结吉祥，阖家欢乐，食后健康长寿。

二、贵州省

贵州省，简称"黔"或"贵"，地处我国西南腹地，境内地势西高东低，自中部向北、东、南三面倾斜，有高原、山地、丘陵和盆地四种基本类型，高原山地居多，素有"八山一水一分田"之说，是全国唯一没有平原支撑的省份。属亚热带湿润季风气候，四季分明，春暖风和，雨量充沛，雨热同期。俗话说"千里不同风，百里不同俗""靠山吃山，靠水吃水""就地取材，就地施烹"，不同的地理环境、物产资源和气候条件，有着不同的饮食文化习俗。贵州是个多民族的聚集地，其中苗族为人口最多的少数民族，苗族有情歌、木叶歌、敬酒歌，有神秘莫测的绝技上刀山、下火海、捞油锅、钢针穿喉、仙人合竹、秤杆提米等，有惊险绝伦的高空飞人、热情奔放的四面花鼓舞，而苗族居住的地区更是"践步皆山，高原苍莽"，在这种自然地理环境下，苗族长期处在自给自足的自然经济状态下，饮食上形成了特有的饮食风俗习惯。贵州苗族饮食文化是贵州饮食文化的重要组成部分。苗族多居住在远离城市的山区，山区交通闭塞，商品交换不发达，蔬菜、肉类等基本上是自给自足。蔬菜栽种不多，品种也少，主要有菜蔬、瓜类、豆类及作为佐料的辣椒、葱、蒜等，苗族尤其喜欢用辣椒，常辅以野菜。蔬菜需要腌制才可以长久保存，腌制后呈酸味，故苗族饮食的一大突出特色是酸，苗族喜吃酸与苗族地区不产盐有关。贵州苗族食盐之需，全仰外省，主要靠川盐，但盐价昂贵，使得居住在深山腹地的苗族长期奇缺食盐，苗族人民在长期的生活实践中摸索出了以酸代盐，以酸补盐的烹调艺术。今虽已不缺盐，但他们仍保留好食酸的饮食特征。另外，贵州气候潮湿，流行腹泻、痢疾等疾病，嗜酸不但可以提高食欲，还可以帮助消化和止泻，故有"三天不吃酸，走路打串串"之说，文献里亦有苗族用酸菜治泻的记载，清代《黔记》载："黔人每岁三月洗白菜铺巨桶中，加以小米，层菜层米，满则以巨石压之……其汁治泄泻痢疾，甚效，土人呼菜。"酸菜为苗族日常便菜，如酸辣椒、酸蒜苗、酸青菜、酸萝卜等，食用方法也颇具民族特色，食用时拌上少许辣椒面和盐，则酸中有辣，辣中有咸，咸中有香，诱人食欲。苗族几乎每家每户都有几个腌制酸菜的坛子，不仅用以长期保存食品，同时也以此示家中富有，形成了具有鲜明个性的"酸食文化"。总之，苗族的酸食习俗，是特殊的地理环境、气候条件、物产资料及人的生理需要等多种因素综合的产物。辣椒味辛，性热，能温中健胃，散寒燥湿，发汗。《食物本草》中描述辣椒："消宿食，解结气，开胃门，辟邪恶，杀腥气诸毒。"贵州人喜食辣椒，苗族亦不例外，除了山地盛产辣椒外，还与贵州降雨较多，气候湿润，空气湿度相对大有关。人们常年生活在"天无三日晴""一雨成冬""乍暖乍寒"的环境里，为了抵御寒湿侵袭，减少风湿等疾病痛楚，同时辣椒可以刺激食欲，渐渐就形成了喜好食用辣椒的生活习惯。贵州以辣椒为主要调味品，否则菜的味道就逊色多了，辣椒的食用方法也很独特，通常是用晒干的红辣椒炒煳研细，加盐和少许汤汁，制成蘸水，将菜夹入蘸食。有人说"四川人不怕辣，湖南人辣不怕，贵州人怕不辣"，说明贵州人在吃辣椒方面堪称冠军。

第五节　华中地区

"这里的山路十八弯，这里的水路九连环，这里的山歌排对排，这里的山歌串对串，十八弯弯出了土家人的金银寨，九连环连出了土家人的珠宝滩耶"这首歌熟悉吗？《山路十八弯》描述的是湖北省恩施土家族苗族自治州。土家族是我国历史悠久的一个民族，世居湘、鄂、渝、黔毗连的武陵山区，但目前大多数居住在恩施和湘西土家族苗族自治州。土家族菜肴以酸辣为主要特点。有"辣椒当盐，酸菜当饭"之说。家家种有辣椒地，户户备有酸菜坛，用于腌泡酸菜，几乎餐餐不离酸菜，有青菜酸、洋姜酸、大蔸菜酸、豇豆酸、苞谷渣辣酸等。也有用野菜做酸菜的，如鱼腥草酸等。鱼腥草，味辛，性寒凉，能清热解毒、排痈消肿疗疮、利尿除湿、健胃消食，用治实热、热毒、湿邪、湿热为患的肺痈、疮疡肿毒、痔疮便血、脾胃积热等。由于酸菜开胃助消化，深受土家族人喜食。家家户户都可看到大大小小的几口酸菜坛子，有的人家甚至做有十多坛酸菜，作为常用的大宗菜。

第六节　华东地区

安徽省跨长江下游、淮河中游，以长江、淮河为界，形成了淮北、江淮、江南三大地域。安徽以淮河为分界线，北部属暖温带半湿润性季风气候，南部属亚热带湿润性季风气候，季风明显，四季分明，春暖多变，夏雨集中，秋高气爽，冬季寒冷。气候温和，日照充足，物产丰富。境内不仅有黄山、九华山和明堂山，皖西边沿还有大别山和天柱山两大天然屏障，五大淡水湖中的巢湖横卧江淮，素为长江下游、淮河两岸的"鱼米之乡"。江南地区盛产竹笋、香菇、木耳、板栗、石鸡、甲鱼等山珍野味；淮北平原盛产粮食、油料、蔬果、禽畜，特别是砀山酥梨、涡阳苔干菜闻名海内外；沿江、沿淮和巢湖一带，是我国淡水鱼重要产区之一，例如长江鲥鱼、巢湖银鱼、淮河回王鱼等，久负盛名。这些得天独厚的条件，为安徽菜肴提供了取之不尽、用之不竭的丰富原料。亳州自商汤建都到今，已有3700年的文明史，是汉代著名医学家华佗的故乡，由于一代名医的影响，带动了亳州医药的发展，到明清时期亳州就是全国四大药都之一；清末，亳州已经成了药商云集，药栈林立，药号巨头密布，经销中药材两千多种的重要"药都"。药材已成为亳州四大经济支柱之一，将亳州建成"中国药材第一市"，药材的用法用量也不容小觑，人们已经将两者紧密地联系在一起。明清两代，徽商作为我国一支重要的商帮，活跃于大江南北。徽商中最大的商贾首提盐商，经营活动于当时的盐运衙门设置地——扬州。明清时期的淮扬菜已成为全国四大菜系之一。大批徽州盐商在扬州的贸易生活，促进了徽菜的发展。

安徽饮食文化也是徽州文化的一部分，其发源地在皖南山区，即皖、浙、赣三省交界处的现今黄山旅游风景区。安徽山地丘陵众多，长年累月居住于崇山峻岭的安徽山民，以从事农林劳作为主要谋生手段，他们要比平原地带的村民耗费更多体力，因此他们在日常饮食中，需要补充更多的盐分，几乎家家都有制酱和腌制蔬菜的习惯，几乎一年到头都能吃到腌制食品，而且家家都有熬制酱油、晒制豆瓣酱和生面酱的习惯，所以安徽菜肴的口味偏重。安徽民众日常的饮用水比平原地区饮用水所含矿物质更为丰富。这些微量元素含量较高的"山谷水"有极强分解脂肪的作用；同时安徽适宜茶树的生长，产茶历史最早可追溯至唐代，安徽民众大多都有饮茶的习惯，茶叶又有解油腻的作用，因此安徽民众更"耐油"，这也形成了安徽菜肴"重油"的特点。曹操鸡是安徽有名的历史药膳美食，曹操鸡系经宰杀整形、涂蜜油炸后，经配料卤煮入味，焖至酥烂，肉骨脱离而成。出锅成品，色泽红润，香气浓郁，皮脆油亮，造型美观。吃时抖腿掉肉，骨酥肉烂，食后余香满口。其配以白酒、天麻、杜仲、香菇、冬笋及花椒、大料、桂皮、茴香、葱、姜等 18 种辅料制成，营养丰富，具有食疗健体之功。

第七节　华南地区

粤菜即广东菜，是中国传统四大菜系、八大菜系之一，发源于岭南。粤菜由广州菜（也称广府菜）、东江菜（也称客家菜）、潮州菜（也称潮汕菜）三种地方风味组成。广州菜范围包括珠江三角洲和肇庆、韶关、湛江等地，用料丰富，选料精细，技艺精良，清而不淡，鲜而不俗，嫩而不生，油而不腻；擅长小炒，要求掌握火候和油温恰到好处；还兼容了许多西菜做法，讲究菜的气势、档次。潮州菜发源于潮汕地区，汇闽、粤两家之长，自成一派；以烹制海鲜见长，汤类、素菜、甜菜最具特色；烹调技艺多样善变，用料奇异广博；在烹调上以炒、爆为主，兼有烩、煎、烤，讲究清而不淡，鲜而不俗，嫩而不生，油而不腻，有"五滋"（香、松、软、肥、浓）、"六味"（酸、甜、苦、辣、咸、鲜）之说；时令性强，夏秋尚清淡，冬春求浓郁。广东人喝汤的历史来源已久，这与岭南水土湿热有关系。广东人有无"汤"不成席一说，无论是在家里吃饭还是到酒楼宴客，首先上台的必定是汤。而且广东人认为喝汤最有营养，适合养生，所以广东人煲汤用料都精细讲究，汤的种类也会随着季节的转换而改变，而且煲汤多用砂锅，因为这样煲的汤才鲜浓、够火候，才算老火靓汤。而喝老火汤是广东传统的养生之道。长年累积下来，煲汤就成了广东人生活中必不可少的一个内容，与广东凉茶一起成为广东饮食文化的标志。煲汤最讲究用料与火候。主料并不复杂，几块骨头即可。要按照汤的凉热来配料，清补的可加入凉性材料，热补的可加入热性材料，当然还有不热不凉的，但千万不可随便搭配混用。中药材在煲汤中占据了重要位置，百合、莲子、怀山药、红枣、枸杞、山药、党参等都是煲汤常备的材料，但原理同样是凉热分明要适宜。而且不同的汤用途各异，有些是进补的，有些是祛火的，有些可以治疗头疼，有些可以预防感冒。比如萝卜、橘子皮、生姜、香菜煲汤，可润肺，增强抵抗力。广东人认为，汤水可以滋补五脏、营养六腑，而广东汤水亦为广东菜一大特色。以汤水为食疗更是广东人饮食的传统，食疗汤水滋味且补益。但不同季节应以不同汤水作调补，而不同体质的人亦应饮用不同成分汤水，才能收到食疗功效。

第五章　养生药膳验方

药膳，是以天然的中药材为基本原料，按照医学理论，经过特殊的加工炮制，配成处方，再与特定的食物组合，进行烹调，制成膳食菜肴。药膳具有食物和药物的双重作用，其中涵药物之性，蕴食物之味，不但食之可口，色香味美，还能防病于未然，治病于悄然，令人老当益壮，生命之树常青。中医药膳，本着"药食同源"的原则，配料极其严格，补勿过偏，攻勿太猛，必须根据个人的体质状况，纠偏补弊，通过扶正增强抗病能力，达到养生的目的。

一、粥类

1. 四色粥

　　原料：绿豆 100g，红豆 100g，黑芝麻 75g，麦片 150g，冰糖适量。

　　做法：取颜色呈绿、红、黑、白四色的绿豆、红豆、黑芝麻、麦片，洗净后，加水熬成粥，酌加冰糖即可。

　　功效：补益肝肾，延缓衰老。适用于高血脂、高血压、头发早白、头晕目眩、习惯性便秘等症。

2. 珠玉二宝粥

　　原料：生山药 60g，生薏苡仁 60g，柿饼 30g。

　　做法：先把薏苡仁煮成烂熟，而后将山药捣碎，柿饼切成小块，同煮成粥。

　　功效：补肺，健脾，养胃。适用于阴虚内热、劳嗽干咳、大便泄泻、食欲减退等一切脾肺气虚的病症。

3. 仙人粥

原料：制首乌 30g，红枣 5 枚，粳米 60g，红糖适量。

做法：将制首乌煎取浓汁，去渣，同粳米、红枣入砂锅内煮粥，粥将成时，放入红糖少许调味，再煮 1～2 沸即可。

功效：补气血，益肝肾。适用于肝肾亏损，须发早白，头昏耳鸣，腰膝软弱，大便干结，以及高脂血症、冠心病、神经衰弱、高血压等。

4. 龙眼肉粥

原料：桂圆 15g，红枣 5 枚，粳米 60g。

做法：取连壳桂圆，剥去果皮，去核取肉 15g，同红枣、粳米一并煮粥，喜甜食者，可加白糖少许。

功效：养心，安神，健脾，补血。适用于心血不足的心悸、心慌、失眠、健忘、贫血，脾虚腹泻，浮肿，体质虚羸，以及神经衰弱、自汗盗汗等症。

5. 山萸肉粥

原料：山萸肉 15g，粳米 60g，白糖适量。

做法：先将山萸肉洗净，去核，与粳米同入砂锅煮粥，待粥将熟时，加入白糖稍煮即可。

功效：补益肝肾，涩精敛汗。适用于老年人肝肾不足，头晕目眩，耳鸣腰酸，遗精，遗尿，小便频数，虚汗不止，肾虚带下。

6. 枸杞羊肾粥

原料：枸杞叶 250g 或枸杞 60g，羊肾 1 个，羊肉 60g，葱白 2 寸，粳米 60g，食盐适量。

做法：将新鲜羊肾剖洗去内膜，细切，羊肉切小块，用枸杞叶煎汁去渣，同羊肾、羊肉、葱白、粳米一起煮粥，加盐食用。

功效：益肾阴，补肾气，壮元阳。适用于老年人肾虚劳损，阳气不足，腰膝疼痛，腿脚痿软，头晕耳鸣，听力减退或耳聋，阳痿，尿频或遗尿。

7. 山楂粥

原料：山楂 30g，粳米 60g，砂糖 10g。

做法：先用砂锅煎煮山楂取汁，加入粳米煮粥，粥熟后，加入砂糖。

功效：健脾胃，消食积，散瘀血。适用于食积停滞，内积不消，腹痛，腹泻；还可用于治疗和预防高血压、冠心病、高脂血症。

8. 决明子粥

原料：决明子 15g，粳米 60g，冰糖适量。

做法：先将决明子放入锅内炒至微有香气，待冷后煎汁，去渣，放入粳米煮粥，粥将成时，加入冰糖，再煮 1～2 沸即可。

功效：清肝明目，润肠通便。适用于目赤肿痛，怕光流泪，头痛头晕，高血压，高脂血症，肝炎，习惯性便秘。

9. 天花粉粥

原料：天花粉 15g，粳米 60g。

做法：将天花粉煎汁去渣，同粳米煮粥。

功效：生津止渴，清热祛火。适用于热病伤津，口渴多饮，肺热干咳，糖尿病。

10. 大枣粥

原料：大枣 20 枚，粳米 60g，冰糖适量。

做法：将大枣、粳米放入锅内，加水大火烧开，后移小火煎熬成粥，粥将成时放入冰糖稍煮即可。

功效：健脾益气。适用于脾胃虚弱，血小板减少，贫血，胃虚食少。

11. 赤小豆粥

原料：赤小豆 50g，粳米 60g，食盐适量。

做法：将赤小豆、粳米放入锅内，加水烧开，小火慢熬，将成粥时，加入盐和味精稍煮即可。

功效：健脾利水，祛湿。适用于水肿病、肥胖症及胃弱不思饮食。

12. 荔枝粥

原料：干荔枝肉 50g，山药与莲子各 10g，大米适量。

做法：将上三样捣碎，加水适量，煎煮至软烂时，再加入淘净的大米适量，煮烂成粥。每晚食用。

功效：可治疗老年晨起腹泻（五更泻）。

13. 黄芪怀山药羹

原料：黄芪 30g，怀山药 60g，白糖适量。

做法：将黄芪加水煮半小时后，滤去药渣。汤液倒入锅中，加入怀山药片，继续煮半小时，加些白糖，稍勾稀羹即成。每日早晚当点心吃。

功效：有补中益气、升阳举陷、健脾的功效。可治内脏下垂。

14. 黑芝麻粥

原料：黑芝麻 30g，大米适量。

做法：将黑芝麻捣碎，大米随食量而定，淘净，加水适量煮成粥，佐餐食用。

功效：补肝肾，润五脏。适合治疗老年体衰眩晕、消瘦、便燥、须发早白，以及产妇奶水不足等症。

15. 八宝粥

原料：芡实、薏苡仁、白扁豆、莲肉、山药、红枣、桂圆、百合各 6g，大米 150g。

做法：将上述八宝加水适量，煎煮 40 分钟，再加入淘净的大米，继续煮烂成粥。分顿调糖食用，连吃数日。

功效：可治疗体虚乏力、虚肿、泄泻、失眠、口渴、咳嗽少痰等症。

二、汤类

1. 柏子仁炖猪心

原料：柏子仁 15g，猪心 1 个，各种调料适量。

做法：将猪心洗净，用竹片剖开，纳入柏子仁，放入瓦锅内，隔水炖熟，食用时根据个人爱好酌加各种调料。

功效：养心安神，补血润肠。适用于老年人心血亏虚引起的心悸怔忡、失眠多梦、记忆力减退、血虚便秘等症。

2. 玉米须龟

原料：玉米须 120g，龟 1 只（500g 左右），佐料适量。

做法：将龟放入盆中，倒入热水，使其排尽尿液，洗净，割去头、足，除去内脏，同玉米须一起放入瓦锅内，加水适量，先用大火煮开，再用小火煮至熟透，酌加佐料即成。食用时，吃肉喝汤。

功效：滋阴补肾，生津降压。适用于肾阴亏损的糖尿病、高血压等。

3. 赤豆鲤鱼

原料：赤小豆 50g，陈皮 6g，辣椒 6g，草果 6g，活鲤鱼 1 尾。

做法：将鲤鱼去鳞、鳃和内脏，把赤小豆、陈皮、辣椒、草果塞入鱼腹内，再将它放入盆内，另加适量生姜、葱、胡椒、食盐，灌入鸡汤，上笼蒸制。待鲤鱼蒸熟后，另将葱丝和绿色蔬菜用开水略烫，投入鱼汤中即成。

功效：健脾益气，利水消肿。适用于消渴水肿、小便频数等症。

4. 玄参炖猪肝

原料：玄参15g，猪肝500g，菜油、生葱、生姜各适量，酱油、白糖、料酒各适量。

做法：将猪肝洗净，与玄参同放入锅内，加水适量，煮1小时捞出，切成小片；锅内加菜油，烧热，放入葱、生姜，稍炒一下，倒入猪肝片中；将酱油、白糖、料酒少许，兑加原汤适量，收汁，勾入水豆粉，倒入猪肝片中，拌匀装盘即可。

功效：滋阴养肝，明目。适用于老年人肝阴不足之双目干涩、视物昏花、迎风流泪及慢性肝病等。

5. 羊肉萝卜汤

原料：草果5g，羊肉500g，豌豆100g，萝卜300g，生姜10g，香菜、胡椒粉、食盐、醋各适量。

做法：将草果、羊肉块、豌豆、生姜放入锅内，加水适量，大火烧开，小火再煮1小时，然后放入萝卜块煮熟即成，食用时撒入香菜、胡椒粉、食盐、醋。

功效：温胃消食。适用于脘腹冷痛、食滞、消化不良等症。

6. 鲫鱼羹

原料：荜茇10g，砂仁10g，陈皮10g，大鲫鱼1000g，大蒜2头，胡椒10g，泡辣椒10g，葱、食盐、酱油、菜油各适量。

做法：把鲫鱼处理干净，将陈皮、砂仁、荜茇、大蒜、胡椒、泡辣椒、葱、食盐、酱油等调匀装入鱼腹；在锅内放入菜油，将鱼稍煎，再加水适量，炖煮成羹即成。

功效：醒脾暖胃。适用脾胃虚寒之慢性泄泻，慢性痢疾。

7. 燕窝汤

原料：燕窝 3g，冰糖 30g。

做法：将锅加水 250g，倒入冰糖，小火烧开；燕窝温水浸泡松软后，择去燕毛，清水洗净，撕成细条，放入冰糖锅内，加热至沸即成。

功效：养阴润燥，益气补中。适用于虚损劳积、咳嗽痰喘等症。

8. 银耳羹

原料：银耳 5g，鸡蛋 1 只，冰糖 60g，猪油少许。

做法：将银耳用温水发透，摘去蒂头，分成片状，入锅，加水适量，烧开后小火煮至银耳炖烂，加入冰糖；鸡蛋取清，兑水少许，搅匀后倒入锅中，烧开后，加猪油少许即成。

功效：养阴润肺，益气生津。适用于老年人肺阴虚咳嗽、咯血，以及阴虚型的高血压、血管硬化、失眠等症。

9. 复元汤

原料：山药 50g，肉苁蓉 20g，菟丝子 10g，核桃仁 2 个，羊瘦肉 500g，羊脊骨一具，粳米 100g，葱白 3 寸，佐料适量。

做法：将羊脊剁成数节，瘦肉切块；凉水洗净，入锅氽去血水，与中药、粳米同放砂锅内，加水适量，烧沸；放入花椒、八角、料酒、姜、葱，小火煮至肉烂为止；食用时加胡椒粉、食盐即成。

功效：温补肾阳。适用于老年人肾阳不足，肾精亏损之耳鸣、眼花、腰膝无力、阳痿早泄等症。

10. 双鞭壮阳汤

原料：枸杞子 10g，菟丝子 10g，肉苁蓉 6g，牛鞭 100g，狗鞭 10g，羊肉 100g，母鸡肉 50g，料酒、猪油、食盐各适量。

做法：将牛鞭加水发胀，去净表皮，顺尿道对剖成两块，用清水洗净，再用清水漂 30 分钟；将狗鞭用油砂炒酥，温水浸泡 30 分钟；羊肉洗净汆去血水，然后一起入锅，加水烧开，放入花椒、生姜、鸡肉和料酒，小火煮至六成熟时，放入中药，煮至肉烂，将牛鞭、狗鞭、羊肉、鸡肉捞出，切条或切块，回锅中，加味精、食盐和猪油烧开即成。

功效：温肾壮阳，益精补髓。适用于老年人虚损劳伤，肾气虚弱，阳痿不举，滑精早泄。

11. 补髓汤

原料：甲鱼 1 只（约 500g），猪脊髓 200g，生姜、葱、胡椒粉各适量。

做法：将甲鱼用开水烫死，去内脏和头爪，入锅；加生姜、葱、胡椒粉大火烧开，小火煮熟；再放入猪脊髓，煮熟加味精、食盐即成。

功效：滋阴补肾，填精补髓。适用于肾阴亏虚、头昏目眩、腰膝疼痛、失眠多梦、遗精等症。

12. 归参鳝鱼羹

原料：当归 15g，党参 15g，鳝鱼 500g，料酒、葱、蒜、姜、盐各适量。

做法：将鳝鱼去骨、内脏、头、尾，切丝同中药入锅；放入料酒、葱、蒜、姜、盐，加水煮沸；小火煎 1 小时，加入味精即成。

功效：补益气血。适用于气血不足、久病体弱、疲倦乏力、面黄肌瘦等症。

13. 木瓜带鱼汤

原料：带鱼 200g，木瓜 300g。

做法：将鲜带鱼去肠脏及鳞，木瓜去皮、核，切成块状；水适量，煎汤。调味服食。

功效：有营养、补虚、通乳的功效。可治疗产后乳汁缺乏症。

14. 泥鳅炖豆腐

原料：泥鳅 500g，豆腐 250g。

做法：泥鳅去鳃、内脏，洗净，放锅中，加食盐少许、水适量，精炖至五成熟，加入豆腐，再炖至泥鳅熟烂即可。吃泥鳅和豆腐喝汤，分顿用之。

功效：本品有清利湿热的功效，可配合治疗湿热黄疸（包括传染性或梗阻性肝炎）和小便不利水肿症。

15. 沙参猪肺汤

原料：沙参 15g，玉竹 15g，猪肺 1 副，葱 25g，细盐 3g。

做法：沙参、玉竹择净后用清水漂洗，再用纱布包起来备用。猪肺冲洗干净，挤净血污，同沙参、玉竹一起放入砂锅内，再将葱洗净，也放入砂锅内。注入清水约 2000mL 后，先用旺火烧开，再改文火炖约 1.5 小时，待猪肺熟透即成，食用时加细盐调味。

功效：对肺胃阴虚的燥咳、咽干少津、大便燥结等症，都有一定的辅助治疗作用。

三、茶饮类

1. 桑菊薄竹饮（广东凉茶验方）

洁净的桑叶、菊花各 5g，苦竹叶、白茅根各 30g，薄荷 3g，放入茶壶内，用沸水冲泡温浸 10 分钟，频饮。也可放冷后作为饮料大量饮用。可治疗风热型感冒、发热、头痛、目赤、喉痛，以及急性结膜炎（红眼病）。

2. 姜糖饮

生姜 10g 洗净，切丝，放入瓷杯内，以沸水冲泡，盖上盖温浸 5 分钟，再调入适量红糖（约 15g 为宜）。糖不要加得过多，应有足够的辛辣味。趁热顿服。服后，最好睡卧盖被取汗。本品可治疗感冒风寒初起，有发热、头痛、体痛、无汗、食欲不振和恶心等症。

3. 葱豉黄酒汤

豆豉 15g 加水一小碗，煎煮 10 分钟，再加洗净的葱须 30g，继续煎煮 5 分钟，最后加黄酒 50mL，出锅趁热顿服。可治疗感冒风寒，有发热、头痛、虚烦、无汗，并兼有呕恶、腹痛、泄泻等症。

4. 苦竹叶速溶饮

鲜苦竹叶 500g（或干竹叶 250g）洗净，剪碎。煎煮 1 小时，捞去渣，再以小火继续煎煮浓缩到较稠黏将要干锅时，停火，待凉，拌入干燥的白糖粉 250g，把药液吸净，混匀，晒干，压碎，装瓶备用。每次 10g 以沸水冲化，饮用，每日 2 次。可治疗热病口渴、烦躁、失眠等症。

5. 五汁饮

洗净的鲜芦根、梨（去皮核）、荸荠（去皮）、鲜藕（去节）和鲜麦冬各适量，切碎或剪碎，以洁净的弹簧布绞挤取汁。不拘量，可冷饮也可温饮。可治疗热病，有口渴、咽干、烦躁等症。

6. 香薷饮

香薷和厚朴用剪刀剪碎，白扁豆黄捣碎，放入保温杯中，冲入滚水，盖密，浸泡 1 小时。代茶频饮，每日两次。有发汗解暑，和胃祛湿，化湿行气，健胃和中，清暑化湿的功效。可用于治疗夏季感冒发热、头痛、头沉、胸闷、倦怠、腹痛、吐泻等症。

7. 姜茶乌梅饮

生姜 10g 洗净，切丝，乌梅肉 30g 用剪刀剪碎，绿茶 5g，共放保温杯中，以沸水冲泡，盖盖温浸半小时，再入红糖适量。趁热顿用，每日 3 次。可治疗细菌性痢疾和阿米巴痢疾。

8. 秋梨白藕汁

洗净的秋梨去皮、核，白藕去节，等量，切碎，以洁净的纱布绞挤取汁。不拘量，频饮代茶。可治疗肺热型咳嗽、痰黄、咽干、口燥等症。

9. 花生冰糖水

花生米 100 ～ 150g，加冰糖及水适量同煮，饮汤食花生。有润肺补脾、和胃润燥的功效。可治疗慢性支气管炎干咳少痰、秋冬燥咳、小儿百日咳等症。

10. 款冬花百合糖水

款冬花 10 ～ 15g，百合 30g，冰糖及水适量，煮糖水。饮水食百合。有润肺止咳、下气化痰的功效。可用于治疗肺结核咳嗽、慢性支气管炎、秋冬燥咳、支气管哮喘等。

11. 菊楂决明饮

洁净的菊花 3g，生山楂片、草决明各 15g，放入保温杯中，以沸水冲泡，盖严温浸半小时。频频饮用，每日数次。可治疗高血压兼有冠心病者。

12. 苦瓜茶

鲜苦瓜 1 个，把上端切开，去瓤，装入绿茶，把瓜挂于通风处。阴干后，将外部洗净，擦干，连同茶叶切碎，混匀。每次取 10g，放入保温杯中，以沸水冲泡，盖严温浸半小时。频频饮用。可治疗中暑发热、烦渴、小便不利等症。

13. 冰糖木蝴蝶饮

木蝴蝶 3g，用剪刀剪碎，同冰糖适量放入瓷杯中，以沸水冲泡，温浸 10 分钟。代茶频频饮用。可治疗慢性咽炎、喉炎。

14. 玉米须速溶饮

鲜玉米须 1000g 洗净，加水适量，煎煮 1 小时，去渣，再继续以小火煎煮浓缩，到将要干锅，停火，待冷后，拌入干燥的白糖粉 500g 把煎液吸净，混匀，晒干，压碎，装瓶备用。每次 10g 以沸水冲化，顿服，每日 3 次。可治肾炎水肿，以及肾结石腰痛、尿血等症。

15. 玫瑰花茶

阴干的玫瑰花瓣 6～9g，放茶盅内，冲入沸水。加盖片刻，代茶饮。有疏肝解郁、理气止痛的功效。可治疗肝气郁结胁痛、胃痛等症。

四、菜肴类

1. 莲子猪肚

原料：猪肚 1 个，莲子 50g，香油、食盐、葱、生姜、大蒜各适量。

做法：猪肚洗净，莲子去心，水发；将莲子纳入猪肚内，用线缝合，放锅内，加清水，炖熟捞出；将猪肚切成细丝，同莲子放入盘中，将香油、食盐、葱、生姜、大蒜等调料与猪肚丝拌匀即可食用。

功效：健脾益胃，补虚益气。适用于食少、消瘦、泄泻、水肿等病症。

2. 虫草全鸭

原料：冬虫夏草 10g，老雄鸭 1 只，生姜、葱白、食盐、胡椒粉、料酒各适量。

做法：将鸭去毛及内脏，洗净，剁去脚爪，在开水中余一下捞出；将鸭头顺颈劈开，取数枚冬虫夏草装入鸭头内，用棉线缠紧，余下的冬虫夏草和生姜、葱白一起装入鸭腹内，然后放入盆内，注入清汤，用食盐、胡椒粉、料酒调好味，用湿棉纸密封盆口，上笼蒸约2小时，出笼后去棉纸，拣去生姜、葱白，加味精即成。

功效：补肺肾，益精髓。适用于老年人虚劳咳喘，自汗盗汗，阳痿遗精，腰膝软弱。

3.姜附烧狗肉

原料：熟附子20g，生姜150g，狗肉1000g，葱、蒜、食盐、香油各适量。

做法：将熟附子放入锅内，先熬煎2小时，然后把狗肉块、生姜块、葱、蒜放入，加水适量炖煮，直至狗肉炖烂，加适量香油、食盐即成。

功效：温肾散寒，壮阳益精。适用于老年人夜尿频繁，畏寒，四肢不温，腰膝冷痛等阳虚之证，对身体虚寒的慢性支气管炎、慢性肾炎也有一定疗效。

4. 杜仲猪腰

原料：杜仲20g，猪腰2对，五味调料适量。

做法：将猪腰洗净，用竹片将猪腰破开，呈钱包形，把杜仲分装猪腰内，外用草纸包裹数层，浸水润湿以后，放入柴灰中慢慢烧烤，至熟，除去草纸，盛入盘中，酌加五味调料，即可食用。

功效：补肾壮腰。适用于老年人肾虚腰痛及慢性肾炎、肾盂肾炎所致的腰部酸痛等症。

5. 红杞蒸鸡

原料：枸杞子30g，小母鸡1只，葱、生姜、食盐、料酒、胡椒粉、清汤各适量。

做法：将小母鸡宰杀后，去毛和内脏，洗净，放入锅内用沸水汆透，捞出沥尽水分，把枸杞子放入鸡腹内，腹部朝上入盆，加葱、生姜、食盐、料酒、胡椒粉、清汤，将盆盖好，用湿棉纸封住盆口，上笼蒸2小时，取出，加味精后即可食用。

功效：滋补肝肾。适用于肝肾阴亏、神经衰弱、贫血等症。

6. 枸杞肉丝

原料：枸杞子50g，猪瘦肉250g，青笋50g，猪油50g，料酒、白糖、酱油、食盐、麻油各少许。

做法：将猪瘦肉、青笋切丝，炒锅加猪油烧热，肉丝、笋丝同时下锅划散，烹入料酒，加入白糖、酱油、食盐、味精搅匀，投入枸杞子，翻炒几下，淋入麻油，炒熟即成。

功效：滋补肾阴，养血明目。适用于老年人体弱乏力、肾虚目眩、视物模糊等症。

7. 清炒竹笋

原料：鲜竹笋250g。

做法：将剥去皮切去根的鲜竹笋切丝。以素油爆炒，调盐少许，顿食。

功效：有清热、消痰、镇静之功效。适宜小儿痰惊痫，发热头痛，妊娠眩晕者食用。

8. 蜜饯黄瓜

原料：黄瓜3条，蜂蜜100g。

做法：黄瓜洗净，去瓤，切成条，放在铝锅内，加水少许，煮沸后即去掉多余的水，趁热加入蜂蜜，调匀至沸即可。

功效：本品有清热解毒之功效。随量食用，每日数次。可治疗小儿夏季发热、泄泻。

9. 猪油炒苦瓜

原料：苦瓜250g。

做法：苦瓜洗净，去子，切丝，以猪油爆炒，调葱、姜、食盐少许，佐餐食用。

功效：有清热、养肝、明目、润脾、补肾的功效。虚性、热性目疾，脾弱，体衰者皆宜食用。

10. 酱醋羊肝

原料：羊肝 500g。

做法：将羊肝洗净，切片，外裹芡粉汁，热素油内爆炒，烹以酱油、醋、糖、黄酒、姜、葱调料，嫩熟即可。

功效：本品有养肝明目的功效。经常食用，可治疗肝虚体弱、视力减弱、夜盲等症。

11. 青虾炒韭菜

原料：青虾 250g，韭菜 100g。

做法：青虾、韭菜洗净，切段，先以素油煸炒青虾，烹黄酒、酱油、醋、姜丝等调料，再加入韭菜煸炒，嫩熟即可。

功效：本品有补虚助阳的功效。阳痿或宫冷不孕患者经常食用，有辅助治疗作用。

12. 韭菜炒羊肝

原料：韭菜 100g，羊肝 120g。

做法：韭菜洗净，切段。羊肝切片，外裹水溶粟粉。将羊肝放入热油锅内爆炒，再放入韭菜、盐和黄酒，炒至嫩熟即可。

功效：有健胃温肾、益血、养肝、明目的功效。常食本品，可滋补肝肾、明目消翳、增进食欲。

13. 熘炒黄花猪腰

原料：猪腰 500g，黄花菜 50g。

做法：猪腰切开，剔去筋膜臊腺，洗净，切成腰花块备用；黄花菜水泡发，撕成小条备用。炒锅内把素油烧热，先煸炒葱姜蒜佐料，再爆炒猪腰，至变色熟透时，加黄花菜、食盐、糖煸炒片刻，加芡粉，汤汁明透即可。顿食或分顿食用。

功效：有补肾功效，可辅助治疗肾虚腰痛、耳鸣、产妇奶少等症。

14. 杜仲爆羊腰

原料：杜仲 15g，五味子 6g，羊腰 500g。

做法：杜仲、五味子一起加水适量，煎煮 40 分钟，去渣，加热浓缩成稠液，备用。羊腰洗净，去筋膜臊腺，切成小块腰花，先以芡汁裹匀，再以热素油爆炒，至嫩熟，调以酱油、葱、姜等调料即可。本品补肾，强腰。适合肾虚、体弱、长期腰痛患者食用。

15. 二仙煨狗肉

原料：狗肉 2kg，淫羊藿（仙灵脾）、仙茅各 50g，大蒜 20 瓣，大茴香、肉桂各 10g，酱油、糖各适量。

做法：将狗肉切成长方大块，放入锅中加水煮滚，倒去水。再把狗肉放入砂锅中，加淫羊藿、仙茅、去衣大蒜、茴香、肉桂、糖、水和酱油，大火煮滚，改以小火煨炖，熟透，装盘至凉。食前改刀，切成长片上碟，作冷盘食用。

功效：有补肾温肾、助阳益火之效，对肾寒宫冷、阳痿、早泄、性欲冷淡、不育不孕等症有良好功效。

附 录

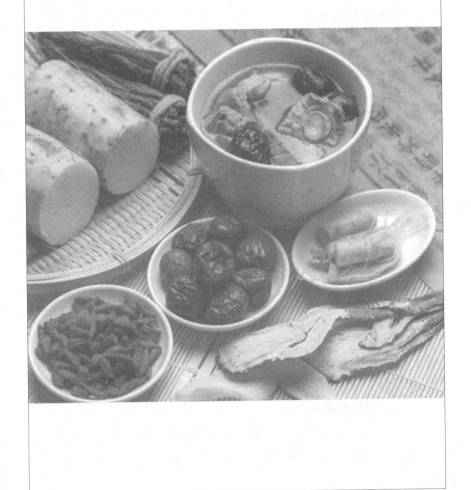

附录一　中药分类

一、解表药

1.发散风寒药

麻黄、桂枝、紫苏、生姜、香薷、荆芥、防风、羌活、白芷、细辛、藁本、苍耳子、辛夷、葱白、鹅不食草、胡荽、柽柳。

2.发散风热药

薄荷、牛蒡子、蝉蜕、桑叶、菊花、蔓荆子、柴胡、升麻、葛根、葛花、淡豆豉、大豆黄卷、浮萍、木贼。

二、清热药

1.清热泻火药

石膏、寒水石、知母、芦根、天花粉、竹叶、淡竹叶、鸭跖草、栀子、夏枯草、决明子、夜明砂、谷精草、密蒙花、青葙子、乌蛇胆、猪胆汁。

2.清热燥湿药

黄芩、黄连、黄柏、龙胆、秦皮、苦参、白鲜皮、苦豆子、三颗针、马尾连、椿皮。

3.清热解毒药

金银花、连翘、穿心莲、大青叶、板蓝根、青黛、贯众、蒲公英、紫花地丁、野菊花、重楼、拳参、漏芦、土茯苓、鱼腥草、金荞麦、大血藤、败酱草、射干、山豆根、马勃、青果、锦灯笼、金果榄、木蝴蝶、白头翁、马齿苋、鸦胆子、地锦草、委陵菜、翻白草、半边莲、白花蛇舌草、山慈菇、熊胆、千里光、白蔹、四季青、绿豆、重楼、马鞭草、雪胆、三丫苦、木芙蓉叶、半枝莲、铁苋、橄榄、余甘子、朱砂根、土牛膝、肿节风。

4. 清热凉血药

生地黄、玄参、牡丹皮、赤芍、紫草、水牛角、溪黄草。

5. 清虚热药

青蒿、白薇、地骨皮、银柴胡、胡黄连。

三、泻下药

1. 攻下药

大黄、芒硝、番泻叶、芦荟。

2. 峻下逐水药

甘遂、京大戟、芫花、商陆、牵牛子、巴豆、千金子。

3. 润下药

火麻仁、郁李仁、松子仁。

四、祛风湿药

1. 祛风湿散寒药

独活、威灵仙、川乌、草乌、蕲蛇、乌梢蛇、木瓜、蚕沙、伸筋草、寻骨风、松节、海风藤、青风藤、丁公藤、昆明山海棠、雪上一枝蒿、路路通、枫香脂、雪莲花、雷公藤、徐长卿、独一味、闹羊花、两面针、八角枫。

2. 祛风湿清热药

秦艽、防己、桑枝、豨莶草、臭梧桐、海桐皮、络石藤、雷公藤、老鹳草、穿山龙、丝瓜络。

3.祛风湿强筋骨药

五加皮、桑寄生、狗脊、千年健、雪莲花、鹿衔草、石楠叶、虎骨。

五、芳香化湿药

藿香、佩兰、苍术、厚朴、砂仁、白豆蔻、草豆蔻、草果。

六、利水渗湿药

1.利水消肿药

茯苓、茯苓皮、茯神、薏苡仁、猪苓、泽泻、冬瓜皮、玉米须、葫芦、香加皮、枳椇子、泽漆、蝼蛄、荠菜。

2.利尿通淋药

车前子、车前草、滑石、木通、通草、瞿麦、萹蓄、地肤子、海金沙、石韦、冬葵子、灯心草、萆薢。

3.利尿退黄药

茵陈、金钱草、虎杖、地耳草、垂盆草、鸡骨草、珍珠草、积雪草、溪黄草。

七、温里药

附子、干姜、肉桂、吴茱萸、小茴香、丁香、高良姜、胡椒、花椒、荜茇、荜澄茄。

八、理气药

陈皮、青皮、枳实、木香、沉香、檀香、川楝子、乌药、青木香、荔枝核、香附、佛手、香橼、玫瑰花、绿萼梅、娑罗子、薤白、天仙藤、大腹皮、甘松、九香虫、刀豆、柿蒂、八月札。

九、消食药

山楂、神曲、麦芽、稻芽、谷芽、莱菔子、鸡内金、鸡屎藤、隔山消、阿魏。

十、驱虫药

使君子、苦楝皮、槟榔、南瓜子、鹤草芽、雷丸、鹤虱、榧子、芜荑。

十一、止血药

1. 凉血止血药

小蓟、大蓟、地榆、槐花、侧柏叶、白茅根、苎麻根、羊蹄。

2. 温经止血药

艾叶、炮姜、灶心土。

3. 化瘀止血药

三七、茜草、蒲黄、花蕊石、降香、血余炭。

4. 收敛止血药

白及、仙鹤草、紫珠、百草霜、棕榈炭、藕节、檵木、花生衣。

十二、活血化瘀药

1. 活血止痛药

川芎、延胡索、郁金、姜黄、乳香、没药、五灵脂、夏天无、枫香脂、凤仙花。

2. 活血调经药

丹参、红花、桃仁、益母草、泽兰、牛膝、鸡血藤、王不留行、月季花、凌霄花。

3. 活血疗伤药

土鳖虫、马钱子、自然铜、苏木、骨碎补、血竭、儿茶、刘寄奴、水红花子、䗪虫。

4. 破血消癥药

莪术、三棱、水蛭、虻虫、斑蝥、穿山甲。

十三、化痰止咳平喘药

1. 温化寒痰药

半夏、天南星、禹白附子、白芥子、皂荚、旋覆花、白前、猫爪草。

2. 清化热痰药

川贝母、浙贝母、瓜蒌、竹茹、竹沥、天竺黄、前胡、桔梗、胖大海、海藻、昆布、黄药子、海蛤壳、海浮石、瓦楞子、礞石、猴枣。

3. 止咳平喘药

苦杏仁、紫苏子、百部、紫菀、款冬花、马兜铃、枇杷叶、桑白皮、葶苈子、白果、矮地茶、洋金花、华山参、罗汉果、满山红、胡颓子叶。

十四、安神药

1. 重镇安神药

朱砂、磁石、龙骨、琥珀、珍珠。

2. 养心安神药

酸枣仁、柏子仁、灵芝、缬草、首乌藤、合欢皮、远志、首乌藤。

十五、平肝息风药

1. 平肝潜阳药

石决明、珍珠母、牡蛎、紫贝齿、代赭石、刺蒺藜、罗布麻、生铁落、穞豆衣。

2. 息风止痉药

羚羊角、牛黄、珍珠、钩藤、天麻、地龙、全蝎、蜈蚣、僵蚕。

十六、开窍药

麝香、冰片、苏和香、石菖蒲、安息香。

十七、补虚药

1. 补气药

人参、西洋参、党参、太子参、黄芪、白术、山药、白扁豆、甘草、大枣、刺五加、绞股蓝、红景天、沙棘、饴糖、蜂蜜。

2. 补阳药

鹿茸、紫河车、淫羊藿、巴戟天、仙茅、杜仲、续断、肉苁蓉、锁阳、补骨脂、益智仁、菟丝子、沙苑子、蛤蚧、核桃仁、冬虫夏草、胡芦巴、韭菜子、阳起石、紫石英、海狗肾、海马、哈蟆油、羊红膻、胡桃肉、雄蚕蛾。

3. 补血药

当归、熟地黄、白芍、阿胶、何首乌、龙眼肉、楮实子。

4. 补阴药

北沙参、南沙参、百合、麦冬、天冬、石斛、玉竹、黄精、明党参、枸杞子、墨旱莲、女贞子、桑椹、黑芝麻、龟甲、鳖甲、银耳、燕窝。

十八、收涩药

1. 固表止汗药

麻黄根、浮小麦、糯稻根须。

2. 敛肺止咳药

五味子、乌梅、五倍子、罂粟壳、诃子。

3. 涩肠止泻药

石榴皮、肉豆蔻、赤石脂、禹余粮、芡实、莲子。

4. 涩精止遗药

山茱萸、覆盆子、桑螵蛸、金樱子、刺猬皮。

5. 固崩止带药

海螵蛸、鸡冠花、椿皮。

十九、涌吐药

常山、瓜蒂、胆矾、藜芦。

二十、攻毒杀虫止痒药

雄黄、硫黄、白矾、蛇床子、蟾酥（附药：蟾皮）、樟脑、木鳖子、土荆皮、蜂房、大蒜、大风子。

二十一、拔毒化腐生肌药

升药、轻粉、砒石、铅丹、炉甘石、硼砂。

附录二　食物分类

一、蔬菜类

1.热性

辣椒、青椒（灯笼椒、柿子椒）。

2.温性

油菜（小棠菜）、韭菜、韭黄、茼蒿、熟藕（微温）、洋葱、魔芋、南瓜、萝卜叶、慈菇（性微温）、薤白、白花菜、香花菜、香菜、葱、姜、蒜、花椒。

3.平性

菜心、包菜（卷心菜）、芥蓝、蒜苗、山药（怀山药）、土豆（马铃薯）、胡萝卜、豌豆、大头菜、番薯、芋头、瓠瓜（蒲瓜）、节瓜（毛瓜）、京水菜（水晶菜）、番杏、豆角。

4.凉性

菠菜、芹菜、生菜、小白菜、油麦菜、苋菜、荠菜、芦笋、莴苣、绿豆芽、黄豆芽、香椿、白萝卜、生藕、茄子（矮瓜）、西红柿（西红柿）、花椰菜（菜花）、黄瓜、冬瓜、丝瓜（胜瓜）、笋瓜、佛手瓜、豆薯（沙葛）、荷叶、菊芋（洋姜）、薇菜、秋葵、茗荷。

5.寒性

蕨菜、莼菜、通心菜、木耳菜（藤菜）、竹笋（性微寒）、茭白、芦荟、食用仙人掌、马蹄（性微寒）、百合（性微寒）、黄花菜（性微寒）、西葫芦、苦瓜、马齿苋、海带、紫菜、牛蒡、苦菜、荷兰豆、菊苣、剑花（霸王花，性微寒）、南瓜藤（性微寒）。

二、肉禽类

1. 热性

羊肉。

2. 温性

猪肉、猪肝、猪肚（性微温）、猪肠（性微温）、猪骨、羊肾（性微温）、羊肚、羊骨、狗肉、猫肉、火腿、鸡肉（性微温）、鸡肝（性微温）、火鸡肉（性微温）、麻雀肉、鹧鸪肉、蚕蛹、蝗虫、蚂蚁肉。

3. 平性

猪心、猪肾、猪肺、猪血（血豆腐）、野猪肉、牛肉、牛肾、牛肝、牛筋、牛肚、牛髓、乌鸡、鹅肉、鸽肉、鹌鹑肉、蛇肉、蛤蚧。

4. 凉性

牛血、羊肝、驴肉、兔肉、青蛙肉（田鸡肉）、牛蛙。

5. 寒性

猪脑、猪髓、猪皮（性微寒）、马肉、鸭肉、鸭血、蝉、喜鹊肉、蜗牛肉、蚯蚓。

三、菌类

1. 温性

平菇（性微温）、红菇（性微温）、松蘑、榛蘑。

2. 平性

黑木耳、银耳（白木耳）、草菇、香菇（冬菇、花菇）、猴头菇、口蘑。

3. 凉性

竹荪、金针菇、地耳。

4. 寒性

鸡枞（鸡脚菇）、鸡腿菇。

四、水产品

1. 温性

草鱼（鲩鱼）、鲢鱼、鳙鱼（大头鱼）、大鱼头、鲂鱼（鳊鱼）、鲦鱼（白条鱼）、鳟鱼、鲚鱼（凤尾鱼）、鮎鱼（塘虱）、鳝鱼（黄鳝）、带鱼、鲑鱼（大马哈鱼）、武昌鱼（团头鲂）、石斑鱼、河豚、墨鱼（乌贼）、海马、海龙、海参、鲍鱼、龟、虾、蚶子、鳄鱼龟。

2. 平性

鲤鱼、鲫鱼、鲶鱼、青鱼（黑鲩、青鲩）、白鱼（白扁鱼、翘嘴红鲌）、鲈鱼、鳜鱼（桂鱼）、黄颡鱼（黄刺鱼）、泥鳅、鳢鱼、平鱼（鲳鱼）、仓鱼、鲷鱼、银鱼、鲻鱼、鳕鱼、黄鱼（黄花鱼）、沙丁鱼、金枪鱼、比目鱼、三文鱼、鲨鱼、鳗鱼、海蜇、甲鱼（鳖）、干贝（江瑶柱）、鱼鳔（鱼胶、鱼肚、花胶）、鱼翅、雪蛤、鱼唇。

3. 凉性

鱿鱼。

4. 寒性

黑鱼（乌鱼）、章鱼、螃蟹、蚌、螺蛳、田螺、牡蛎肉（生蚝，性微寒）、蛤蜊、扇贝。

五、杂粮类

1. 温性

小麦胚芽（性微温）、燕麦、糯米、灿米（性微温）、糙米、高粱。

2. 平性

青稞、大米、粳米、香米、黑米、紫米、红米、西米、毛豆、赤小豆、红豆、青豆、蚕豆、豇豆、黄豆、黑豆、芸豆、扁豆、黑芝麻、白芝麻、谷芽、麦芽、豆豉、玉米、玉米笋、米糠、锅巴。

3. 凉性

大麦、小麦、荞麦、小米（粟米）、薏苡仁、绿豆、豆腐、面筋、豆腐脑、豆腐渣、豆腐皮、油豆腐、腐竹。

4. 寒性

莜麦（裸燕麦）。

六、蛋奶类

1. 温性

鹅蛋（性微温）、麻雀蛋、羊奶。

2. 平性

鸡蛋、鸽子蛋、鹌鹑蛋、人奶、酸奶、牛初乳、奶酪。

3. 凉性

咸鸭蛋。

4. 寒性

鸭蛋（性微寒）、松花蛋（皮蛋）、牛奶（性微寒）、马奶。

七、水果类

1. 热性

榴莲、樱桃（车厘子）。

2. 温性

佛手柑、金橘、柠檬（性微温）、西番莲（鸡蛋果、百香果）、桂圆（龙眼）、荔枝、石榴、黄皮果、杏（性微温）、桃、梅子、杨梅、山楂（性微温）、槟榔、大枣、沙棘、榆钱、红毛丹。

3. 平性

蓝莓、葡萄、银棯（人面子）、菠萝（凤梨）、枇杷、芒果、无花果、沙果、王不留行、番石榴、金樱子、菠萝蜜、莲雾、覆盆子、青梅。

4. 凉性

苹果、草莓、椰子、火龙果、罗汉果、李、黑布林、橄榄、啤梨、刺梨、菱、雪莲果。

5. 寒性

梨、柑、橘子、橙、柚、桑椹、西瓜、甜瓜（香瓜）、木瓜（性微寒）、香蕉、甘蔗、猕猴桃（奇异果）、山竹、番荔枝（释迦果）、柿子、杨桃、圣女果（性微寒）、哈密瓜。

八、干果类

1. 温性

栗子（板栗）、核桃、杏仁。

2. 平性

白果（银杏）、莲子、葵花子、西瓜子、南瓜子（白瓜子）、花生、腰果、开心果、松子、榛子（山板栗）、香榧子、芡实（鸡头米）、夏威夷果（澳洲坚果）、碧根果（山核桃）、乌梅、葡萄干、无花果干、果脯。

3. 寒性

柿饼。

九、调料类

1. 热性

胡椒、肉桂、荜茇。

2. 温性

醋、沙姜、红糖、芥末、咖喱、八角、桂皮、丁香、孜然、五香粉、茴香、香油、植物油、草果、石碱、料酒、紫苏。

3. 平性

白糖、冰糖、麦芽糖、味精、鸡精、蚝油、芝麻酱、西红柿酱、甜面酱、橄榄油。

4. 寒性

酱油、食盐、猪油（性微寒）、豆瓣酱、面酱、白矾。

十、饮品类

1. 温性

白酒、红酒、黄酒、糯米酒、咖啡、红茶、普洱茶（黑茶）、桂花茶、茉莉花茶、玫瑰花茶。

2. 平性

水、蜂蜜、蜂王浆、鸡蛋花茶、乌龙茶、大红袍。

3. 凉性

绿茶、铁观音、花茶（性微凉）、橙汁、啤酒、椰子浆。

4. 寒性

菊花茶（性微寒）、金银花茶、豆浆（性微寒）、甘蔗汁、苦丁茶。

十一、中药类

1. 热性
附子、肉桂、荜茇、巴豆、海狗肾、川乌。

2. 温性
当归、何首乌（性微温）、白首乌（性微温）、人参（微温）、乌头、威灵仙、百部（性微温）、仙茅、肉苁蓉、白术、川芎、锁阳、厚朴、半夏、杜仲、田七、砂仁、刀豆、白豆蔻、草豆蔻、陈皮、橘红、玫瑰花、松花粉、紫河车、鹿茸、淫羊藿、巴戟天（性微温）、补骨脂、益智仁、韭菜子、熟地黄（性微温）、菟丝子、续断（性微温）、黄芪（北芪，性微温）、覆盆子、五味子、山茱萸（性微温）、海螵蛸、麻黄、白芷、防风、羌活、辛夷、独活（性微温）、防己（性微温）、蚕沙。

3. 平性
党参、太子参、生晒参、甘草、冬虫夏草、地骷髅、牛膝、茯苓（云苓）、黄精、天麻、枸杞子、酸枣仁、玉米须、燕窝、鸡内金、阿胶、玉竹、桑枝、桑寄生、灵芝、虫草花。

4. 凉性
西洋参（花旗参）、白芍、葛根、地黄、薄荷、女贞子、石黄皮、土茯苓、桑螵蛸。

5. 寒性
丹参（性微寒）、北沙参（性微寒）、南沙参（性微寒）、玄参（性微寒）、麦冬（性微寒）、白茅根、芦根、板蓝根、石斛（性微寒）、川贝母（性微寒）、决明子（性微寒）、胖大海、菊花（性微寒）、金银花、槐花（性微寒）、滑石、龟甲、天冬、知母、天花粉（性微寒）、黄连、蒲公英、生地黄、牡丹皮（性微寒）、水牛角、地骨皮、桑叶、大黄、番泻叶。

参考文献

[1] 范文昌，林超敏，葛虹．药膳课程教学探讨 [J]．广州化工，2016，44（1）：210．

[2] 谭兴贵．中医药膳的应用原则 [J]．药膳食疗研究，2000（2）：4-5．

[3] 华碧春．论中医药膳的安全与合理应用 [J]．光明中医，2009，24（2）：339-341．

[4] 刘燕平，黄岑汉．中医药膳养生治病应用原则探析 [J]．时珍国医国药，2008，19（7）：1787-1788．

[5] 高日阳．中医药膳理论及其进展研究 [D]．广州：广州中医药大学，2007．

[6] 项平．中医食疗药膳的应用及发展趋势 [J]．世界中医药，2006（1）：41，57．

[7] 王晓宁，李浩．浅话食疗药膳 [A]．中国药膳研究会．2016 年中国药膳学术研讨会论文集 [C]．中国药膳研究会，2016：2．

[8] 张树生．对中医阴阳学说的思考与认知 [J]．中医杂志，2014，55（18）：1616-1619．

[9] 荣雪，陈点点，郭乃菲，等．中医五行学说在食品开发方面发展现状与研究前景 [J]．辽宁中医药大学学报，2016，18（8）：124-127．

[10] 李爽姿，王勤明．对中医理论藏象学说本质特征的模

糊认识 [J]. 中华中医药杂志，2017，32（3）：986–988.

[11] 黄海波. 中医藏象学说的特点 [J]. 江苏中医药，2008，40（12）：10–11.

[12] 邓沂.《黄帝内经》饮食养生与食疗药膳探析 [J]. 中国中医基础医学杂志，2003（5）：69–72.

[13] 刘海燕. 中医养生哲学与食疗养生 [J]. 全科护理，2015，13（10）：956–957.

[14] 孙肖玉. 原发性支气管肺癌中医证型和用药研究 [J]. 内蒙古中医药，2016，35（15）：100.

[15] 张洪亮，张震中，王登正. 肝癌 [J]. 新疆中医药，2005（2）:74–76.

[16] 李宝石，夏宁俊，朱超林. 胃癌常用简验方临床运用心得 [J]. 辽宁中医药大学学报，2015，17（1）：157–160.

[17] 王小宁，霍介格. 中医治疗大肠癌的思路与方法探讨 [J]. 中国中医基础医学杂志，2007（9）：681–682.

[18] 刘敏如，谭万信. 中医妇产科学 [M]. 北京：人民卫生出版社，2001.

[19] 尤昭玲，袁家麟. 中医妇科学 [M]. 北京：中国中医药出版社，2005.